“妈妈爸爸在线”丛书

早产儿家庭训练指导手册

张乐怡 顾 韡 主编

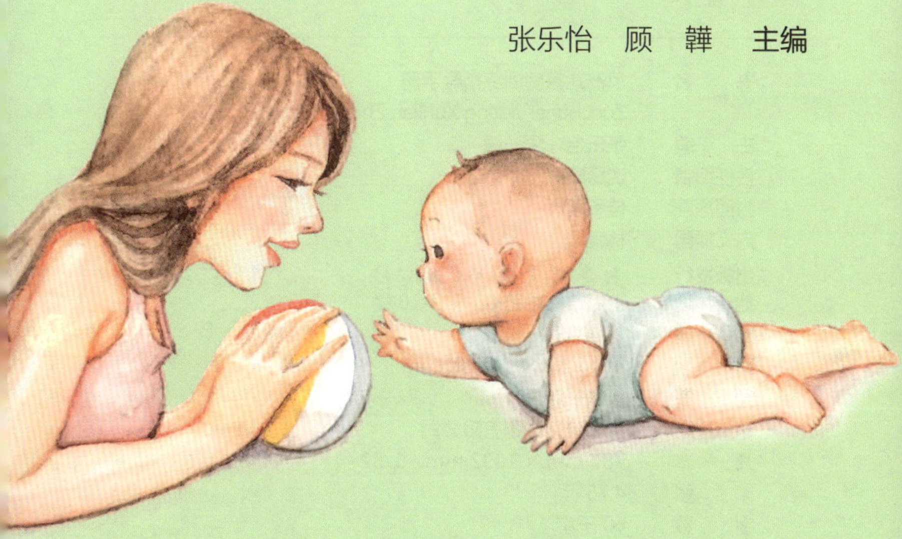

世界图书出版公司
上海 · 西安 · 北京 · 广州

图书在版编目(CIP)数据

早产儿家庭训练指导手册 / 张乐怡,顾韡主编. —上海: 上海世界图书出版公司,2020.8
(妈妈爸爸在线)
ISBN 978-7-5192-7494-8

Ⅰ. ①早… Ⅱ. ①张… ②顾… Ⅲ. ①早产儿–哺育–手册 Ⅳ. ①R174-62

中国版本图书馆CIP数据核字(2020)第078171号

书　名	早产儿家庭训练指导手册 Zaochaner Jiating Xunlian Zhidao Shouce
主　编	张乐怡　顾　韡
责任编辑	沈蔚颖
封面插画	佳和茗
内文插画	林良凤
出版发行	上海世界图书出版公司
地　址	上海市广中路88号9-10楼
邮　编	200083
网　址	http://www.wpcsh.com
经　销	新华书店
印　刷	上海景条印刷有限公司
开　本	787 mm × 1092 mm　1/32
印　张	4.75
字　数	60千字
版　次	2020年8月第1版　2020年8月第1次印刷
书　号	ISBN 978-7-5192-7494-8/R·554
定　价	39.80元

编者名单

主　　编

张乐怡　顾　韡

编写人员

张乐怡　顾　韡　王丽桢

鸣　谢

专业人员（按姓氏拼音排序）

车凡易　顾志峰　陆佳敏　施捷健　孙旭东

王素娟　张　婵

视频拍摄参与家庭（按宝宝月龄从小到大排序）

孙旭东（爸爸）刘　萍（妈妈）孙沛悦（宝宝）

贾庆江（爸爸）王　敏（妈妈）贾梓睿（宝宝）

忻惠华（爸爸）王　炜（妈妈）忻　珹（宝宝）

施捷健（爸爸）陆佳敏（妈妈）陆承裕（宝宝）施承祺（宝宝）

顾志峰（爸爸）车凡易（妈妈）顾　权（宝宝）

刘增光（爸爸）张　婵（妈妈）张韵天（宝宝）

推荐序1

随着儿科急救水平的不断提高，我国新生儿死亡率正在不断下降，很多原来不能存活的低体重早产儿都能存活了。这些早产儿由于母亲妊娠时间不满37周，体重大多低于2 500克。当他们呱呱坠地时，常因生命体征不达标而被直接放进暖箱或送入新生儿监护室，不能及时来到母亲身边。当父母将自己的宝宝接出监护室时大都会非常困惑，他们对带着一个早产小宝宝回家常常是束手无策的。

一个小生命的到来，绝大多数父母都欣喜万分，可早产儿的父母来不及高兴就开始担忧焦虑：早产宝宝之后能像足月宝宝那样健康成长吗？应该怎样做才能让早产儿尽快追赶上正常宝宝的生长发育指标呢？初为父母者几乎都没有经验，不少父母因工作繁忙常将宝宝交给祖辈或者保姆照料，可祖辈的精力和保姆的专业知识有限，对宝宝生长发育指标的观察很容易疏漏。当发现宝宝比同龄孩子某些方面落后时，往往已经错过了早期干预的最佳时机，接着又会被医院给出的诊断术语吓得惊慌失措，于是“病”

急乱投医，到处看“病”，指望着某日能“药”到“病”除。殊不知，就是在家人到处求医问药的过程中，宝宝再次被耽误了需要针对性训练的时间。

目前已有很多介绍早产儿家庭养护的书籍，但介绍家庭训练的书却很少见。《早产儿家庭训练指导手册》一书的出版，无疑对父母和宝宝都是一个福音。本书将儿科学与康复医学的知识相结合，不仅介绍了小儿生长发育的各种观察指标，让非专业读者能对照发现问题，而且介绍了针对小儿发育落后的康复训练技术，教会父母将专业干预手段融入育儿方式。

本书最值得推荐的特点是，父母们可以通过文字、插画、视频等各种不同的方式阅读，详细了解并掌握训练宝宝的方式方法，无论在运动、语言、认知和社交等方面，都有具体的训练目标和操作示范，还有针对目标设计的训教结合游戏，让初为父母者可以根据自己宝宝的情况随时查阅和选用。

最后，希望这本科学性与实用性俱佳的手册能指导更多宝宝的父母家人，帮助他们尽快消除困惑，学习用科学的方法促进早产宝宝和足月宝宝一起健康成长！

全国妇幼健康研究会婴幼儿心理健康委员会荣誉主任委员
复旦大学附属儿科医院主任医师、教授、博士生导师

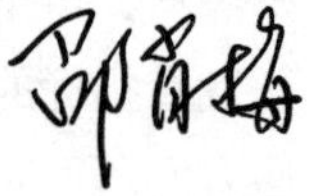

2019年11月

推荐序2

作为特殊需要孩子的家长，当听到张医生和我们说她和她的团队准备出一本家庭训练手册的时候，我们的内心是有些激动的，有种“终于出现了给处于迷茫彷徨失措的家长们的一盏明灯”的感觉。现在回忆起当初找到张医生团队时的情况，一幕幕仍然历历在目。有孩子之前，一直觉得孩子的生长发育是一个自然而然的过程，通俗地说，就是该什么时候会做，到了那个时间段孩子就自发会做了。而吉祥出生后，则充分无视“三翻六坐九爬”的发育规律，向本来耐心缺乏的我展示了人类进化史上各个发展阶段——翻身、独坐、爬行、独走的达成之艰难。可以说，她的一切能力都是通过康复医生、治疗师、学校老师、家长的辛勤训练达成的。更加确切地说，如果没有碰到张医生的团队，没有她一开始给我和吉祥爸爸耐心科普对于发育落后孩子的早期干预和家庭训练的重要性，转变我们之前一直以为的“孩子生病需要治疗，只要找到好的医生，就能够药到病除”的观念，并积极配合张医生及其团队的专业指导做家庭训练，就不会有现在能走能跑会说话活泼可爱的吉祥，我们很有可能要么继续抱着吉祥到处求医，要么无奈地接受现实，觉得孩子没得治了，麻木地过一天算一天。

当吉祥到了上学的年龄回到香港，进入秉承同样的“引导式教育”理念的香港特殊教育系统后，我更加深刻体会到“主动引导式教育”的好处。其实，有的时候我感觉这跟正常孩子的发展教育是一样的，“兴趣是最好的老师”，只有激发孩子的兴趣，积极调动孩子的主观能动性，不管是功能性训练，还是认知学习，才能发挥出孩子最大的能力。

本书的书名是《早产儿家庭训练指导手册》，但我感觉是不止早产儿，一切有发育落后问题的宝宝都可以适用。最熟悉孩子的是父母，而不是医生和治疗师，最让孩子放松舒适的是家庭，而不是医院，真心希望有越来越多的家长可以认同怡乐复康的儿童康复理念，成为自己宝宝的引导员，充分利用亲子游戏时间，达成有质量的训练成果！

吉祥妈妈

Liyeyu

2019年10月

前　言

在我20多年康复医学的临床实践中，遇到了很多发育落后的宝宝，不少都是父母带着宝宝到处求医效果不佳才找到我们，面对焦虑的父母家人，我的首诊更像是科普宣教，因为只有让家长懂得早期康复干预和家庭训练的重要性，专业指导才能发挥更大的作用，宝宝才能取得更大的进步。

2014年12月的一天，吉祥爸妈带着17个月大发育落后的吉祥宝宝找到我，吉祥爸妈的求医经历与很多父母一样，当发现孩子有异常都是到处打听求医问药，一心想着要尽快找到最好的医生把孩子的“病”治好。我告诉吉祥爸妈不需要每天带孩子去医院找各种治疗，应该按照引导式教育的理念，根据宝宝的发育里程碑进行针对性训练促进。第一次听到医生这么说，吉祥爸妈很疑惑，不打针、不吃药，病怎么能好呢？于是我开始做科普：发育落后的宝宝不是“生病”了，而是他们学习掌握各种能力有困难了，父母需要比正常宝宝花更多的时间和精力去教育和训练孩子。我把介绍引导式教育的资料复印给吉祥爸妈，只有让家长了解了科学的理论依据，才能取得家长的认同与支持。

就这样，吉祥在爸妈与我们的共同努力下，用了10个月的时间从不会坐稳到学会独立行走，父母不再需要每天来回奔波医院，只需接受我们为吉祥设计的每次1小时、从每周2 ~ 3次逐渐减少到每1 ~ 2周1次的个体化训练课程，其余时间都是吉祥妈妈根据治疗师的示范在家完成“课后作业”。

儿童康复指导漫画“吉祥慢宝”正是吉祥妈妈在吉祥整个康复过程中亲自写下的心路历程。“怡乐复康工作室”是吉祥爸爸与我一起创立的康复医师与治疗师团队，我们希望医疗充满关爱，医患携手同行。

为了给更多的父母答疑解惑，我们团队编写了这本《早产儿家庭训练指导手册》，其实书中示范的家庭训练并非只针对早产宝宝，因为我们不采用可能造成宝宝不适或痛苦的手段，所以对各种原因所致的发育落后宝宝和正常宝宝都适用。

本书积极提倡发达国家和地区以家庭、社区康复为主的理念，建议用引导式教育的理论指导宝宝的发育促进，该理论非常注重人的因素，主张变被动为主动，充分发挥宝宝们的主观能动性。引导式教育的理论认为发育落后的宝宝与正常宝宝是通过相同途径去学习的，发育落后并非生病，只是学习有困难，包括学习粗大及精细运动、语言、认知、社交等方面的能力都可能落后于同龄宝宝，正常宝宝获得这些能力的途径是父母的教育，发育落后的宝宝同样需要父母的教育，大部分发育落后的宝宝不需要看病、吃药、打针，而是需要一个更理想、更有利于他们学习的环境，在专业人员的指导下，这个环境是完全可能由父母家人在家庭中创造和提供的。

需要提醒父母的是：家庭训练要以宝宝的安全为前提，在选择玩具和训练用具时，即要考虑趣味性和多样性，也要注意适龄性和安全性，还要将训练内容与日常生活相结合，将训练时间融入宝宝的日常生活流程。父母需要特别耐心，要给发育落后的宝宝足够的学习时间和试错机会，正常宝宝教一遍，他们可能需要教十遍、百遍。父母还要加倍细心，发掘宝宝的学习潜能，就像正常宝宝的父母陪伴学习弹琴、学习书画、学习舞蹈一样，发育落后宝宝的父母先要陪伴学习坐站转移、学习站立行走、学习吃饭穿衣。如果父母在家训练早产宝宝不见进步，应及时咨询专业人员。如果是高危宝宝，即早产时出现过异常情况的宝宝，一定要有康复专家的针对性干预和定期随访指导，制定个体化的家庭训练方案。有些父母以为治疗发育落后全靠医院或康复机构，甚至希望当下把一个落后的宝宝送去治疗，不久就能接回一个正常宝宝。要知道，最有效的康复一定是有宝宝最亲近的父母家人参与、在宝宝最熟悉的家庭环境中进行的。

怡乐复康团队的儿童康复秉持了引导式教育的理念和原则，提倡充分发挥宝宝的积极主动性，不依赖高科技设备，仅利用简易家具和儿童玩具，精心设计个体化训练方案，教会家长逐渐成为自己宝宝的引导员。我们始终与父母家人携手同行，努力为发育落后的宝宝们创造回归主流的条件和充满希望的未来！

最后，特别感谢漫画师林良凤为本书绘制了400多幅插画、感谢朴岩文化摄制团队为本书拍摄制作了配音视频、感谢小模特父母们带着宝宝在视频录制中的出镜与付出！相信随着本书的出版，我们的共同努力将成为非常有意义的美好回忆。

怡乐复康工作室创始人

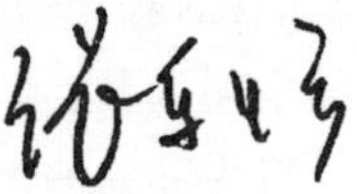

2019年10月

目　录

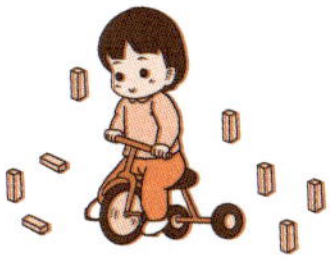

第1章　粗大运动发育

第2章　精细运动发育

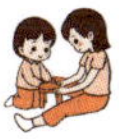

第3章 语言能力发育

第4章 认知能力发育

第1章

粗大运动发育

粗大运动在宝宝出生的第一年发育最快，每个月都可以看到明显的进步，有口诀：一听二看三抬头；四撑五抓六试坐；七翻八爬九扶站；十扶走十二独走。

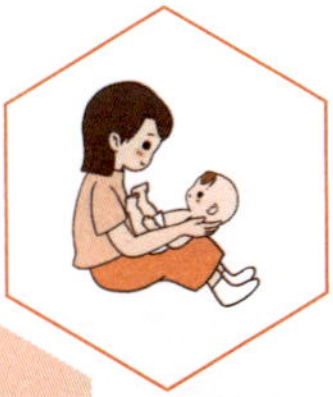

一、粗大运动发育里程碑

（一）0～12个月：从呱呱坠地到蹒跚学步

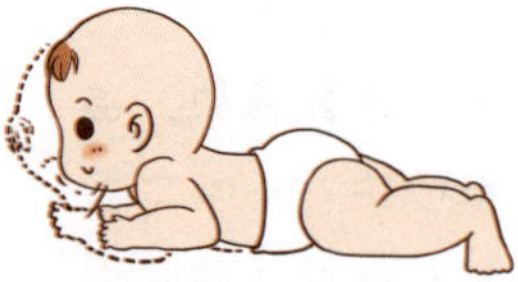

1个月：俯卧位头能抬离床面片刻。

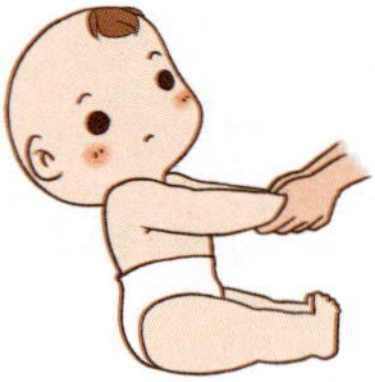

2个月：俯卧位头能抬离床面45°，仰卧位拉起头后仰。

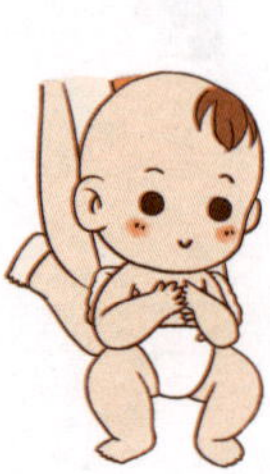

3个月：俯卧位能将胸部抬离床面，扶坐能抬头。

4个月：仰卧位拉起抬头能在中线，俯卧位高抬头，能用双肘支撑上半身。

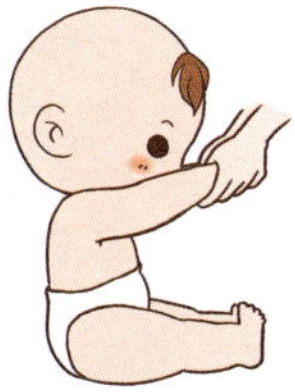

5个月：能直腰靠背坐，扶抱站立能用双脚支撑部分身体重量。

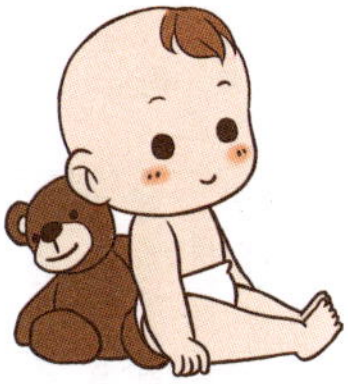

6个月：坐位双臂在前能将身体撑起呈三脚架样。

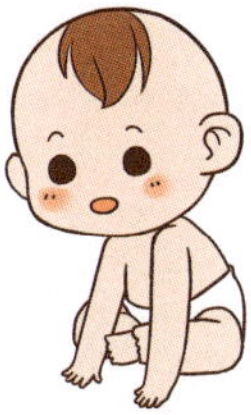

7个月：能在仰卧位与俯卧位之间来回翻身，独坐稳。

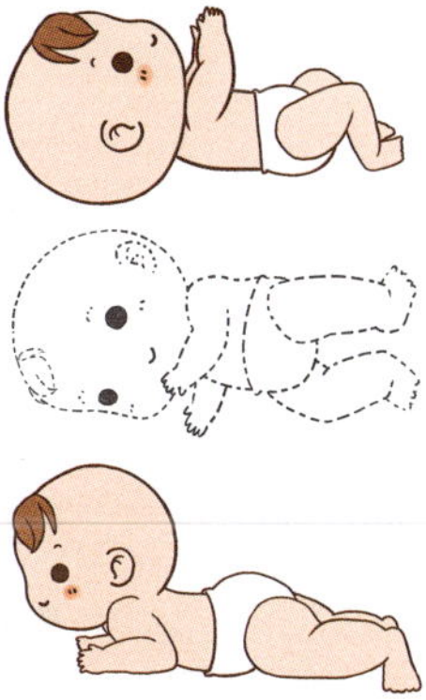

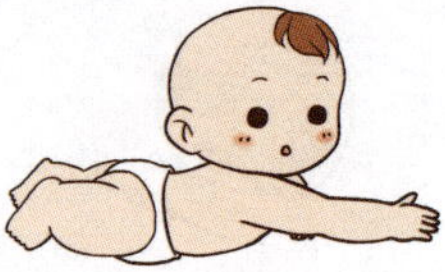

8个月：能腹爬，竖抱时双脚能支撑大部分身体重量。

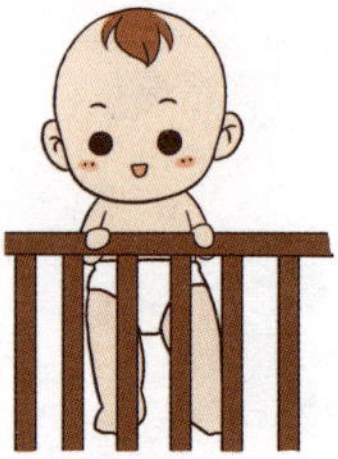

9个月：能扶着栏杆站立片刻。

10个月：能自己从坐位扶着栏杆站起。

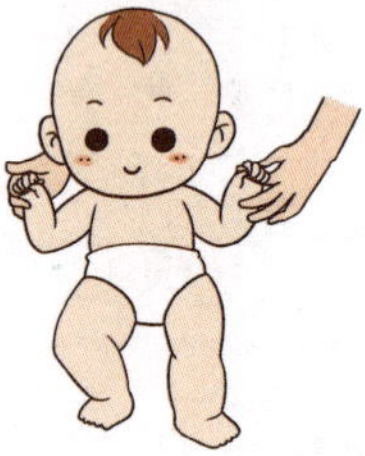

11个月：能自己扶着栏杆侧走或牵手行走。

12个月：能四点爬，能独站片刻，约1/4的宝宝能独走。

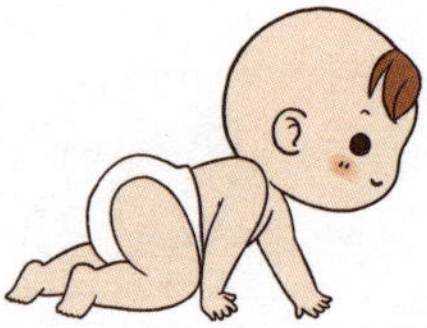

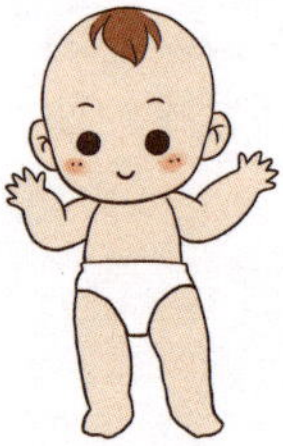

（二）13～24个月：从蹒跚学步到跑跳攀爬

13～18个月：

1. 能自己坐到儿童椅上，能爬上沙发。

2. 能站着玩玩具，也能蹲下从地面捡起玩具。

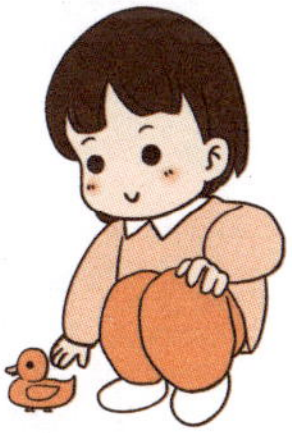

3. 能独走，且走得越来越稳，还能两脚先后跳起。

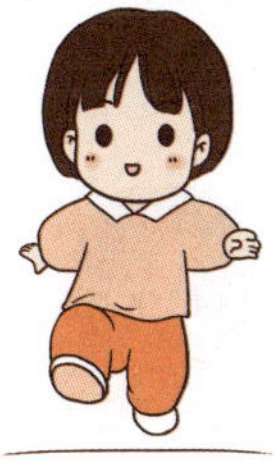

4. 能牵手上楼梯，走得越来越快，还能尝试跑步。

5. 能在地面推拉有一定重量和体积的物件，如大球、椅子、玩具箱等。

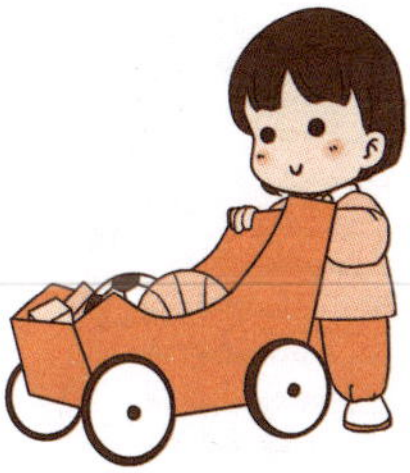

19 ~24个月：

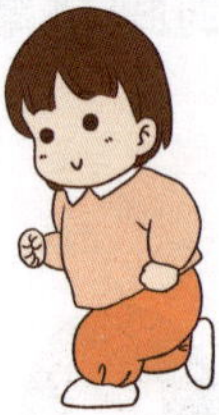

1. 能快速行走，很少摔跤，能倒走数步。

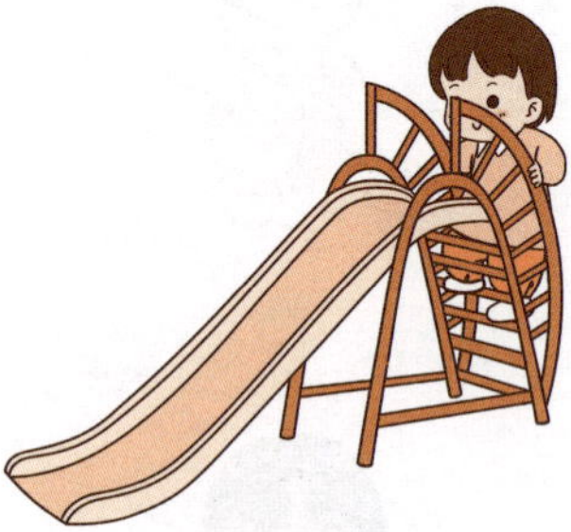

2. 能跑、蹲坐、爬高，能攀登儿童滑梯。

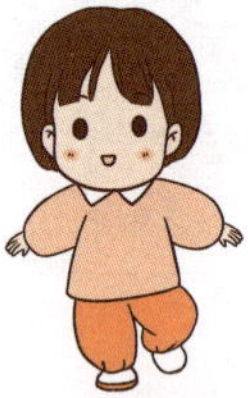

3. 能向前踢球，还能将球扔向较大、较明显的目标。

4. 能单脚站，还能双脚并拢原地跳离地面。

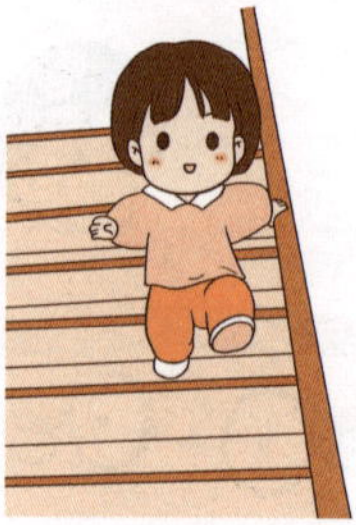

5. 能自己扶着栏杆上下楼梯。

二、粗大运动发育落后

（一）落后表现及观察要点

1. 头部控制落后：大于4个月俯卧位不会自己抬头，不会转动头寻找声源；从仰卧位拉起至坐位时头不能在整个过程中保持稳定，坐位时头不能与身体一起保持稳定在中线上。

2. 地面活动落后：大于7个月不会从俯卧位向两侧翻身；大于9个月不会从仰卧位翻身至俯卧位。

3. 坐位活动落后：大于8个月不会自己用双手支撑独坐，坐位不能挺直身体，呈垂头弯背状；大于10个月不会独坐，扶坐不会向前伸手拿玩具。

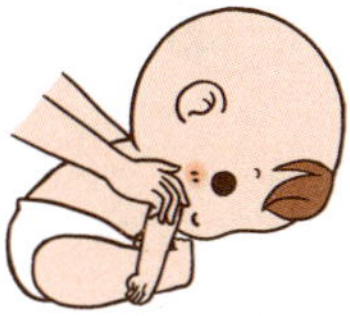

垂头弯背状

4. 站立及步行落后：大于8个月扶抱站立时不会用双脚支撑身体，大于12个月不会自己扶着栏杆站立起来，不会扶着栏杆侧走，不会独站；大于18个月不会独走；大于24个月不会跑。

5. 肌张力低下：如将宝宝面部向下托起身体时呈垂头垂足状，要警惕发育异常的可能。

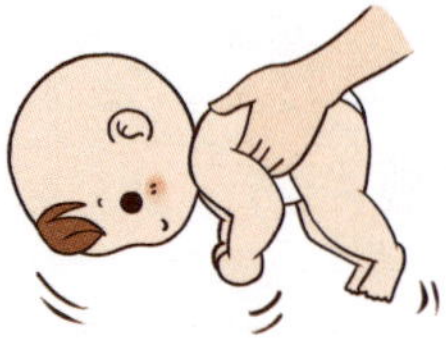
正常

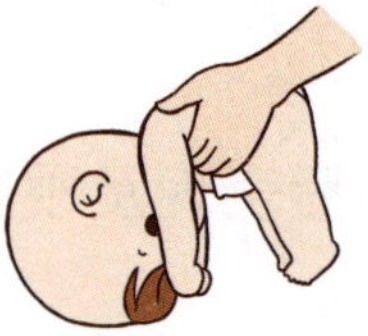
肌张力低下

6. 肌张力增高：如用手分开宝宝双腿时感觉很紧，辅助宝宝站立时双脚始终足尖着地或呈剪刀样交叉，要警惕发育异常的可能。

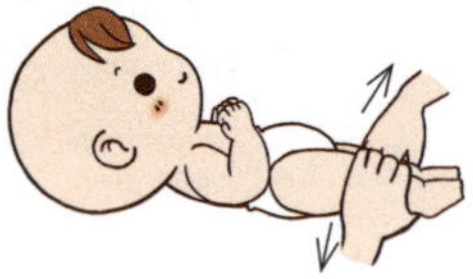
用手分开双腿时感觉很紧

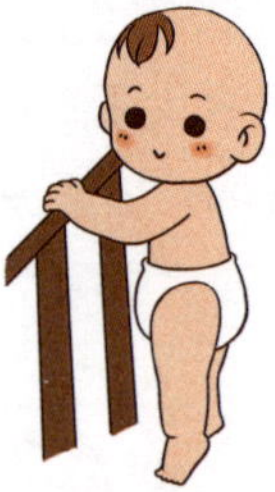
站立时双脚始终足尖着地

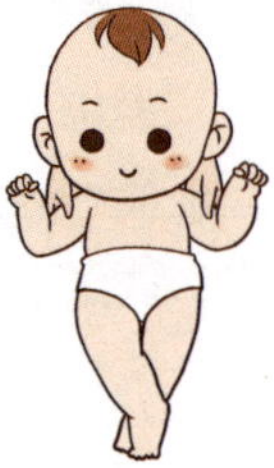
双脚呈剪刀样交叉

（二）养育误区及相关知识

养育误区：

1. 家中添了一个可爱的宝宝，全家人都爱不释手，轮流抱着哄着，没有教宝宝学习如何俯卧抬头，学习如何伸出手脚腹爬和四点爬。殊不知，如果不经历爬行就直接行走的宝宝缺少了运动发育过程的部分经验，在平衡协调方面的能力会较弱。

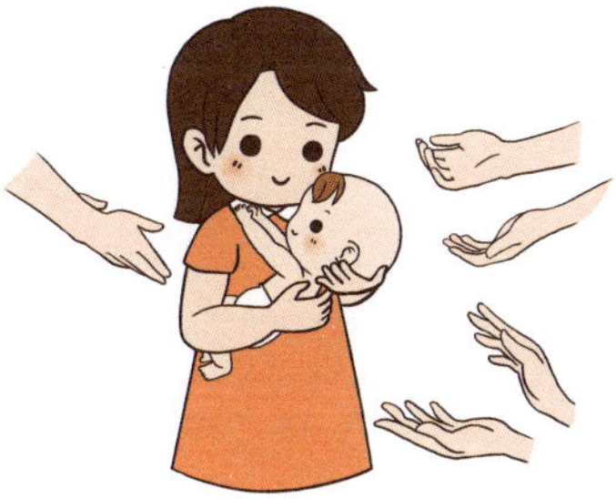
全家人轮流抱着、哄着宝宝

2. 父母看着宝宝自己行走又慢又不稳，索性抱起来走省事；有的怕宝宝走路会摔跤，外出总是牵着不敢放手。殊不知，这样做就相当于剥夺了宝宝学习行走的机会，常是宝宝迟迟不会行走或行走能力较差的原因之一。

3. 父母把不会走路的宝宝放入学步车，觉得这样宝宝便可以随车四处滑行，也不用担心摔跤。殊不知，宝宝趴在学步车内时间久了容易姿势不正影响脊柱发育，同时宝宝还失去了自己学习控制脊柱稳定、掌握身体平衡的机会。

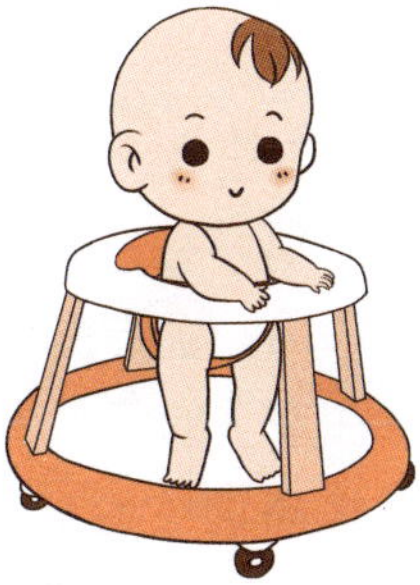
宝宝随着学步车四处滑行

相关知识：

爬行、坐起、站立、行走、跑跳、跌倒、爬起来再行走跑跳，这是一个运动发育和学习的过程，宝宝非常需要在这些主动运动的过程中学会掌握平衡、增强条件反射、积累运动经验，从而获得粗大运动的能力。

三、粗大运动家庭训练

宝宝学习粗大运动是从抬头翻身到行走跑跳的过程，这一运动学习的过程好比克服一个个困难的过程，宝宝需要通过尝试来认识遇到的困难，同时在不断练习中找出克服困难的方法，最终掌握运动技能。由于早产宝宝身体发育尚未成熟，学习进度可能较慢而不稳定，疏于练习还会退步，因此每次训练可先从容易的练习开始，让宝宝获得成就感，之后再尝试较难的练习。

在粗大运动训练过程中，根据情况可提供适当辅助，辅助程度依次为：提供身体依靠→双手辅助→单手辅助→手指提示→口头提示，以最小辅助为宜。要注意在安全的环境中进行训练，用宝宝喜爱的游戏和活动来提高训练的趣味性。如宝宝在训练中哭闹抗拒就要暂停，避免不良情绪影响宝宝运动学习的主动性和积极性。

（一）地面起身

目标：从仰卧被拉起时头和身体都能保持中线位。

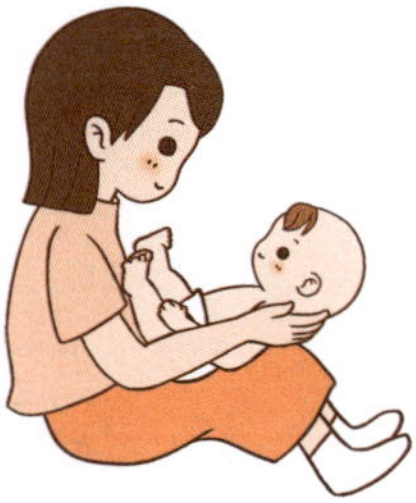

1. 让宝宝仰卧在双膝之间与他说话或唱歌，引导宝宝将头转向中间并保持，必要时可用双手将宝宝的头转至中间。

2. 双手托宝宝肩，让他身体缓慢向后仰30°倾斜，与宝宝说话或唱歌，引导他头和身体回到中间成一直线，适应后可变换倾斜方向和角度。

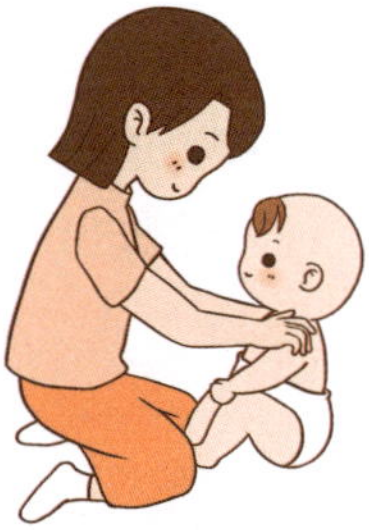

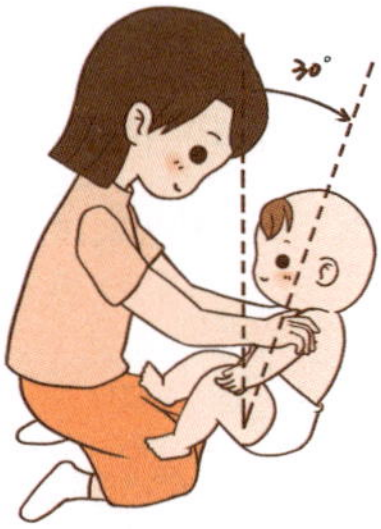

目标：俯卧时能靠前臂支撑抬起身体，一手伸出向前够玩具。

3. 让宝宝前臂在枕上俯卧支撑，在他前面上下左右移动玩具逗引。当他抬头看时左右轻推宝宝身体，改变重心增加他的控制难度。

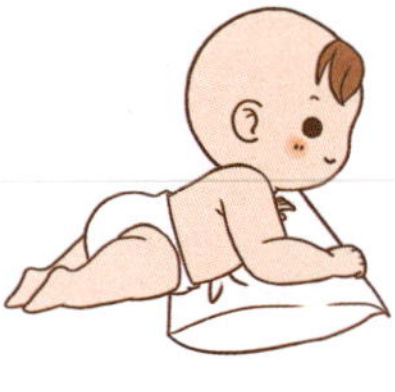

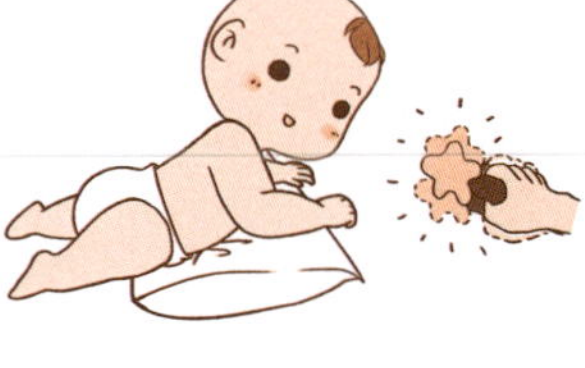

4. 让宝宝前臂支撑俯卧于地垫，将垂吊玩具从地面渐渐升至他肩膀高度，吸引宝宝伸手向前够玩具。

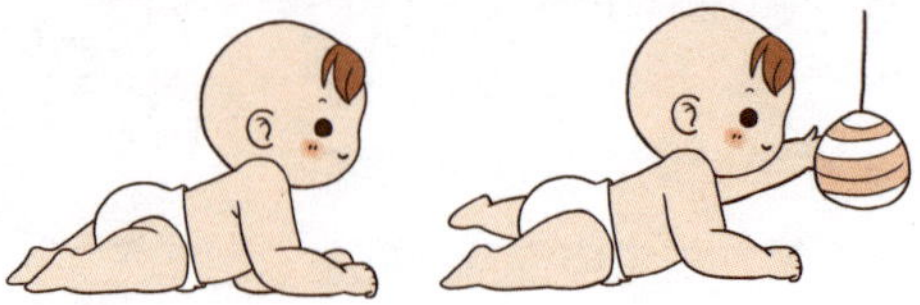

（二）地面翻滚

目标：从仰卧翻身至侧卧，从俯卧翻身至仰卧。

1. 让宝宝仰卧，用玩具在他头上侧方逗引，同时轻按宝宝髋部，引导他头部和身体转动并向同侧伸手。

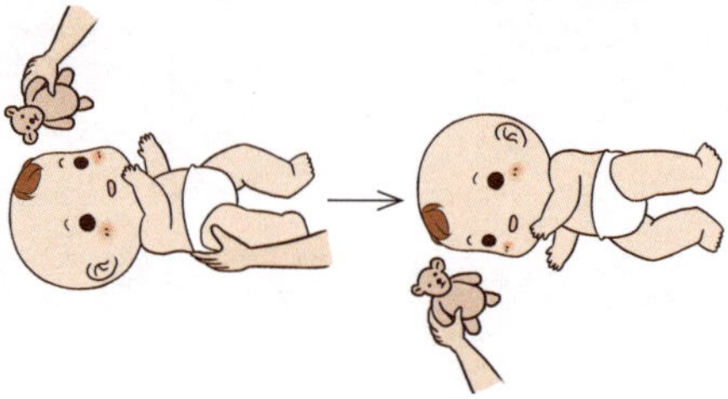

2. 让宝宝俯卧在大毛巾上，将他的头和身体一起兜在毛巾内，慢慢提起一侧，用玩具引导宝宝向另一侧翻身至仰卧。

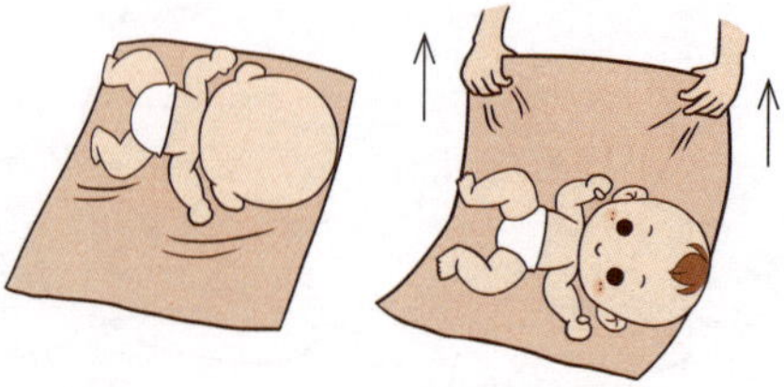

目标：从仰卧翻身至俯卧，连续侧身翻滚。

3. 让宝宝仰卧于地垫上，双手握着玩具，用玩具引导辅助他翻身至俯卧。

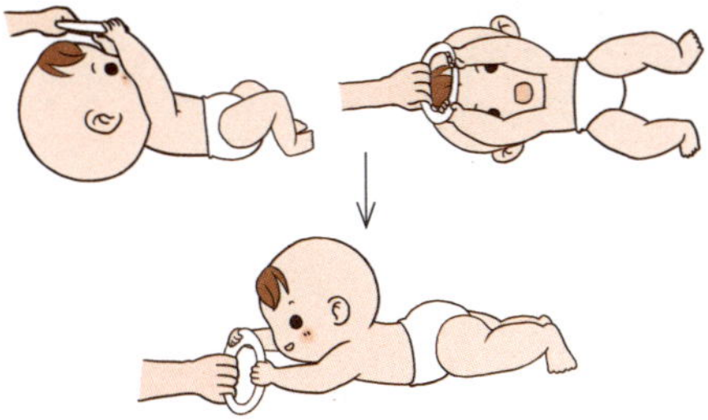

4. 让宝宝仰卧于地垫，双手举过头顶，握住他的双手引导辅助他连续翻滚。

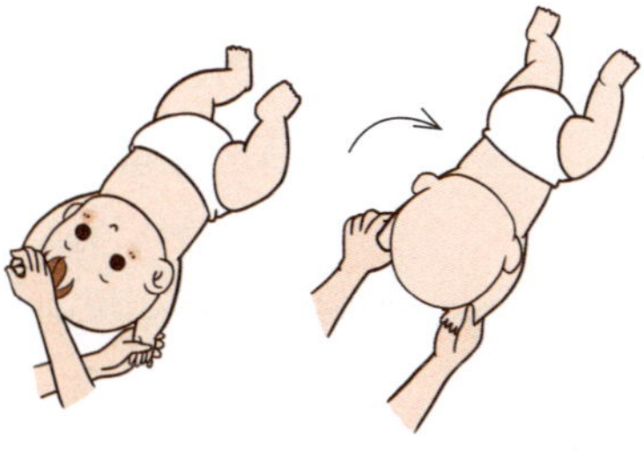

（三）坐位活动

目标：双手支撑坐于地面，双手伸出身体转向两边。

1. 让宝宝坐于地垫，家人用双手轻按宝宝双肩，提示他在地面伸直双手撑起身体，用发光发声玩具在面前逗引他抬头看。

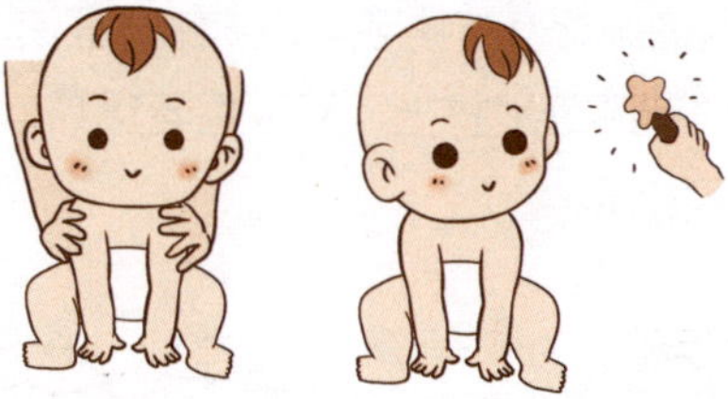

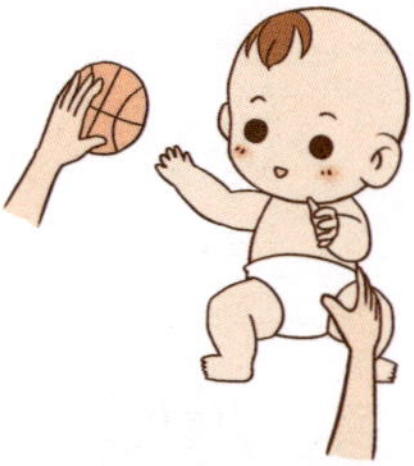

2. 让宝宝坐着，将玩具放在他一侧肩旁伸手不及处，同时在另一侧身旁给予辅助，让宝宝在保持坐位平衡的同时伸出双手转身向侧方拿玩具。

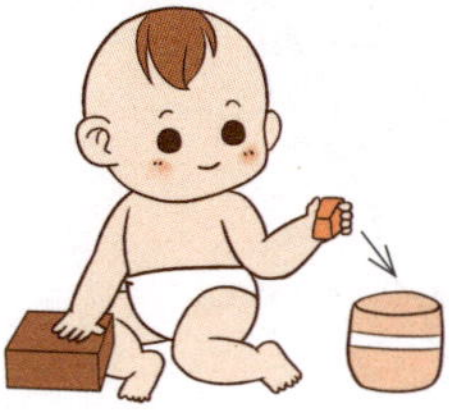

目标：侧坐伸手活动时身体能保持平衡。

3. 让宝宝侧坐于地垫，一手伸直撑于身侧垫块上，另一手拿玩具放进玩具盒。

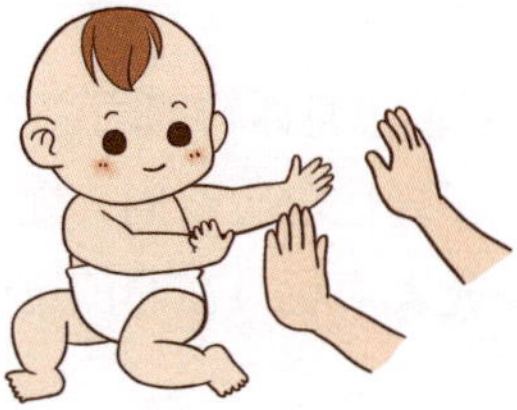

4. 让宝宝侧坐于地垫，伸出双手与家人一起玩击掌游戏。

（四）四点跪爬

目标：保持四点跪，伸出一手操作玩具。

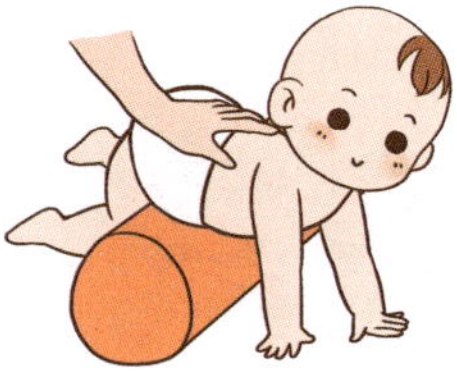

1. 将宝宝腹部置于软筒或抱枕上，保持四点跪姿势。

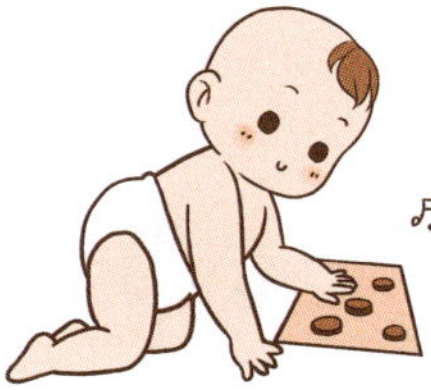

2. 让宝宝四点跪于地垫，辅助他一手撑地，另一手向前触碰发声玩具。

目标：从匍匐爬行到手膝爬行。

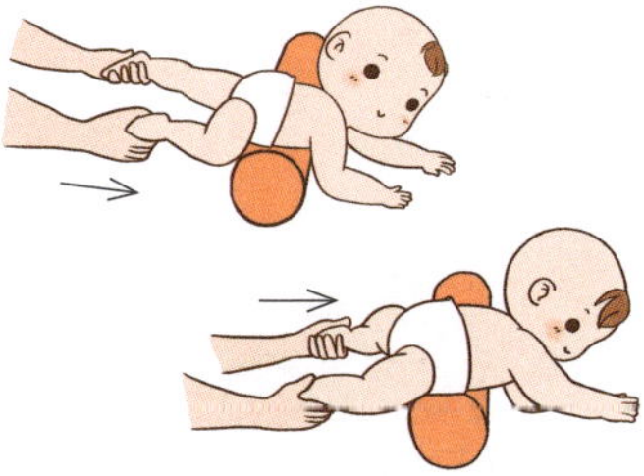

3. 让宝宝俯卧于软筒或抱枕上，双手前臂撑地，在腿部提示他交替蹬地向前匍匐爬行。

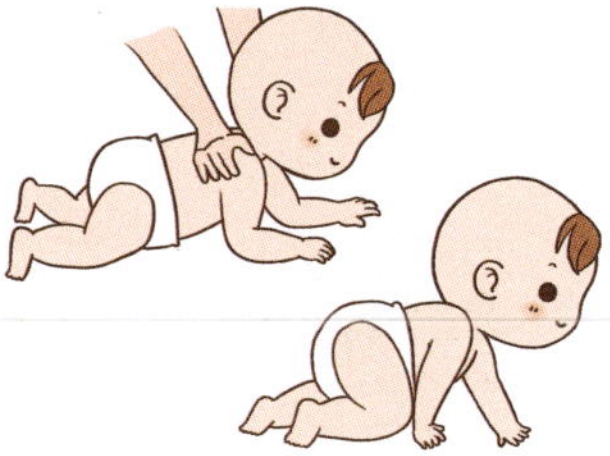

4. 让宝宝俯卧于地垫，在肩部提示他交替伸手向前匍匐爬行，或让宝宝四点跪，在他前方伸手不及处放置可移动玩具，引导他向前手膝爬行。

（五）前后左右活动

目标：随身体倾斜方向伸手在前方、两侧、后方撑地保护自己。

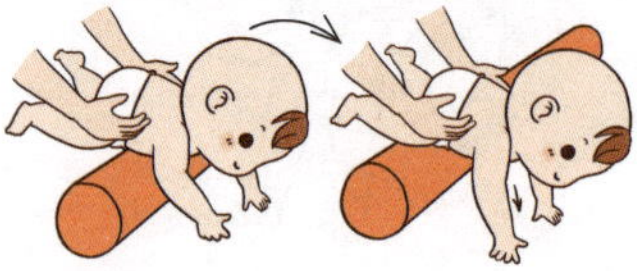

1. 让宝宝俯卧于软筒，在髋部两侧辅助他身体向前方滚动，引导他伸手向前撑于地垫。

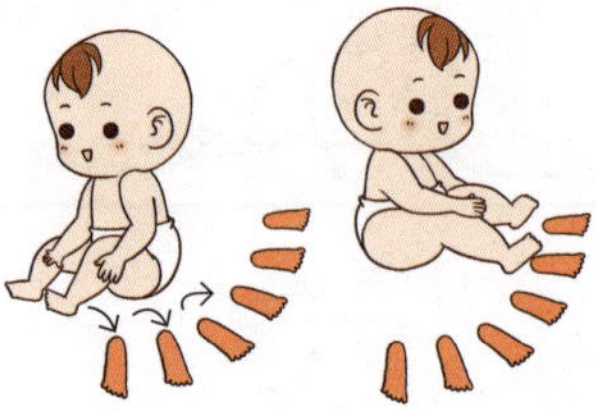

2. 让宝宝坐于地垫，引导他转动身体、双脚交替去触碰身边围成半圆的指定标记。

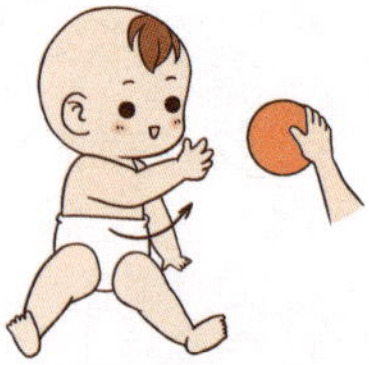

3. 让宝宝坐于地垫，一手在身侧支撑，引导他伸出另一手去触碰支撑侧肩旁的玩具。

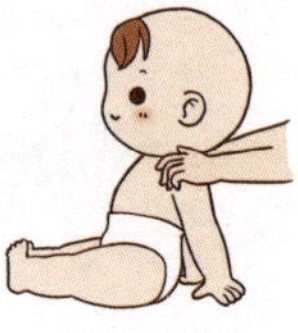

4. 让宝宝背对家人坐于地垫，向左右及后方轻推宝宝肩部，引导宝宝向两侧及后方伸手撑地。

（六）地面卧坐跪站

目标：从仰卧-坐-跪到站起。

1. 让宝宝仰卧于地垫，前方高处放他喜欢的玩具，引导他自己转至侧卧再坐起，如不能完成可在宝宝髋部提供辅助。

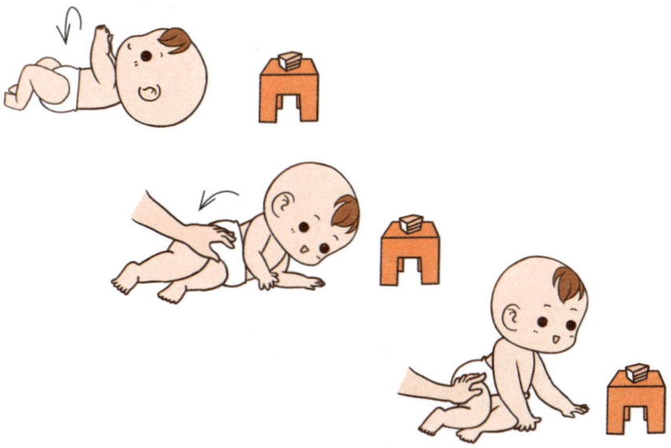

2. 让宝宝侧坐于略高于地面的垫块上，引导他从双手撑地转至四点跪。

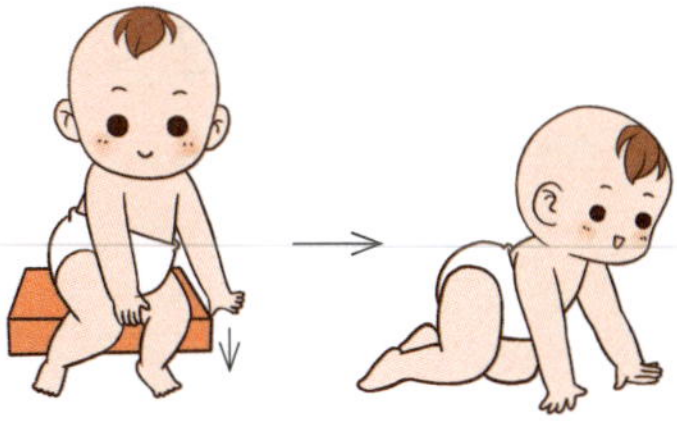

3. 用玩具引导宝宝手扶适当高度的垫块从四点跪转至双膝跪。

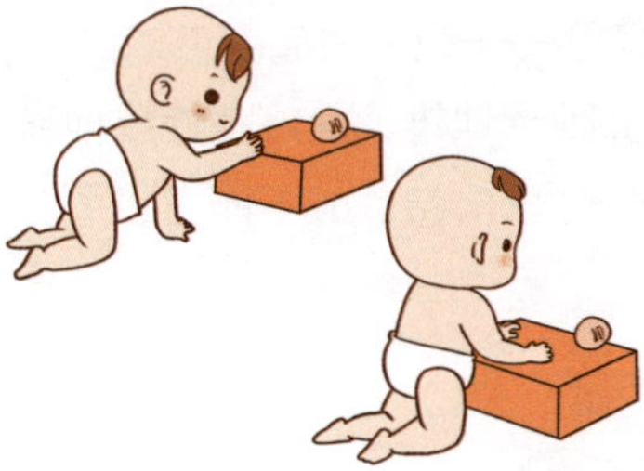

4. 用玩具引导宝宝手扶适当高度的垫块或椅子从双膝跪到单膝跪，再从蹲位站起，如不能完成可提供辅助。

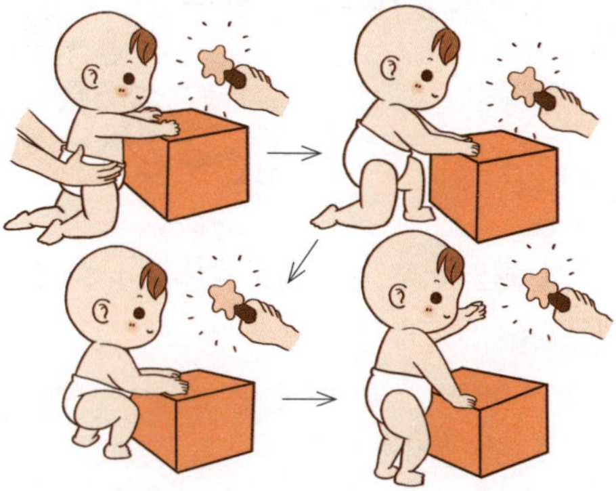

（七）跪坐转移

目标：从地面转移到椅子上。

1. 让宝宝长坐于地垫，借助适当高度的椅子逐步转移至侧坐、双膝跪并保持。

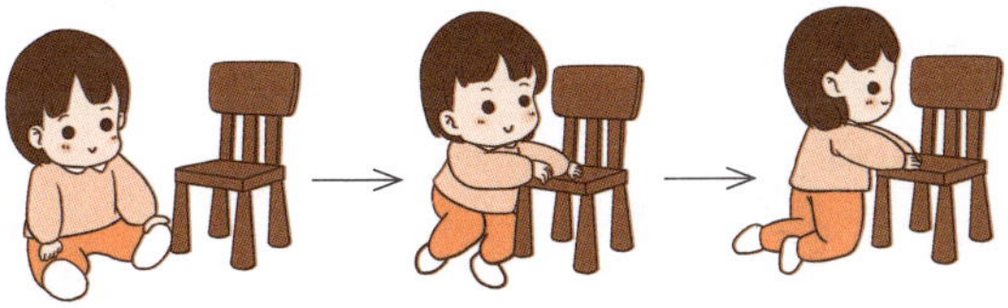

2. 让宝宝从双膝跪转移至单膝跪，再用手扶椅站起，转身坐到椅子上。

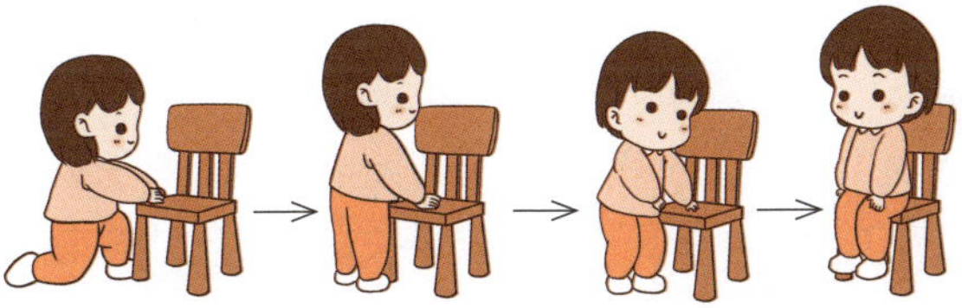

（八）坐位平衡

目标：坐位伸手够球、坐位抬腿踢球。

1. 让宝宝坐于椅子上，家人拿球在他身旁稍远处移动，引导他探出身体伸手够球。

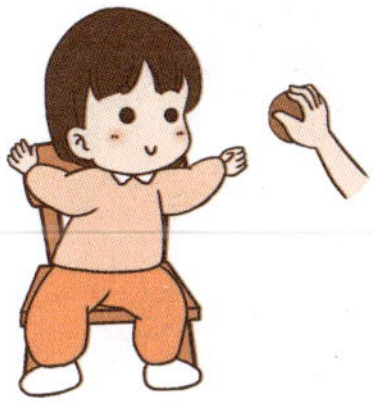

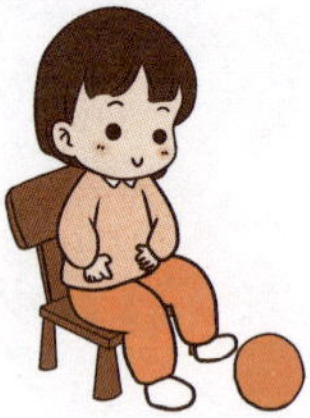

2. 让宝宝坐于椅子上，家人将球放在他脚边，引导他用脚向前方和侧方踢球。

（九）坐站转移

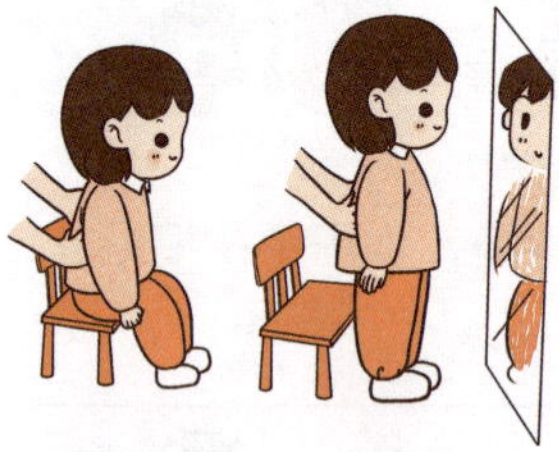

目标：从椅上坐位到站起。

1. 让宝宝坐于椅子上，引导宝宝对着镜子自己站起来。

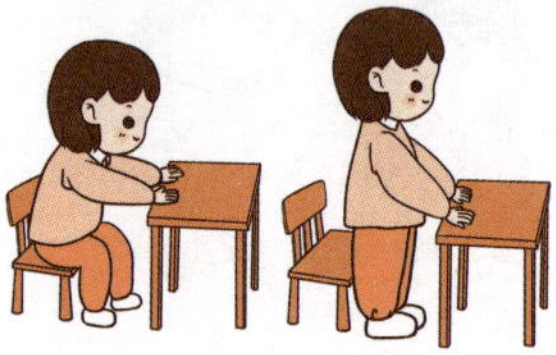

2. 让宝宝坐于椅子上，引导宝宝手扶桌子自己站起来。

（十）从站到走

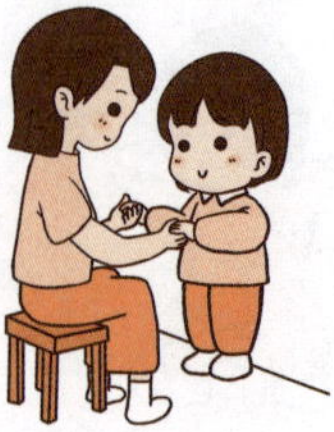

目标：双手扶站。

1. 让宝宝背靠墙面，握着家人双手练习站立，能站稳后可尝试身体离开墙面。

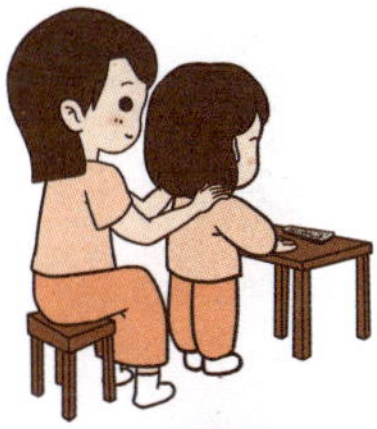

2. 让宝宝双手扶桌站立，桌上有玩具吸引，如他不能站稳可在双肩辅助降低难度；如能站稳可向左右轻推身体提高难度。

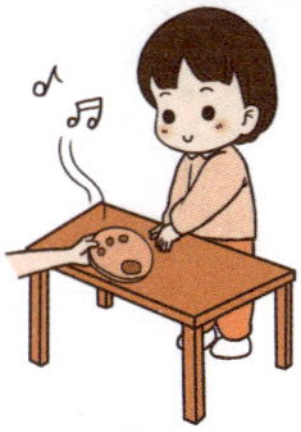

目标：单手扶站。

3. 让宝宝先双手扶桌站立，然后引导他一手支撑身体，伸出另一手去够家人手中的玩具。

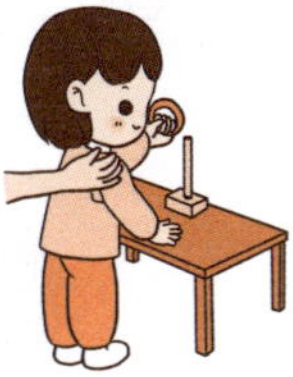

4. 让宝宝一手扶桌站立，伸出另一手在桌上套圈，如站不稳，可在他扶桌侧的肩部辅助保持平衡。

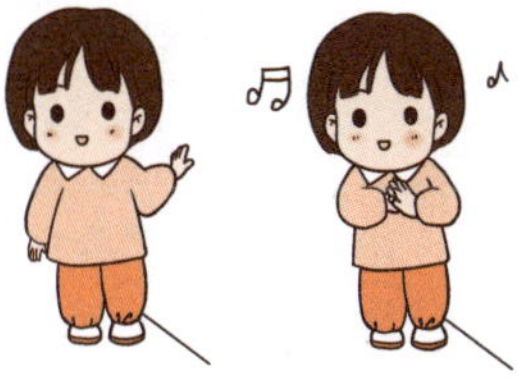

目标：从独站到站稳。

5. 让宝宝一手扶墙站立，如能轻松站稳后可尝试独站，独站也稳再让他站着听音乐拍手。

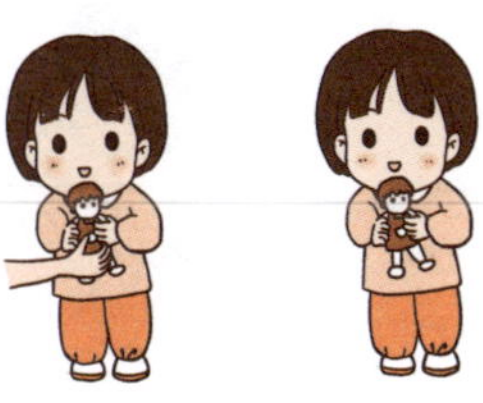

6. 让宝宝保持独站，并尝试双手握玩具，如宝宝身体不稳或握不住玩具时，可辅助宝宝身体或帮他握住玩具。

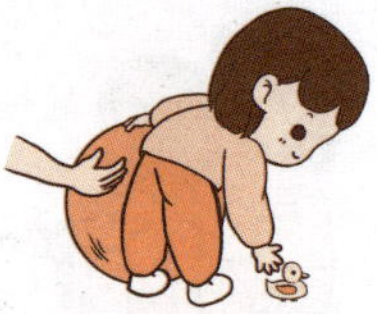

目标：弯腰拾物再站直。

7. 让宝宝一手扶桌子或扶住稳定的大圆球，侧身弯腰伸出另一手将地上的玩具捡起来。

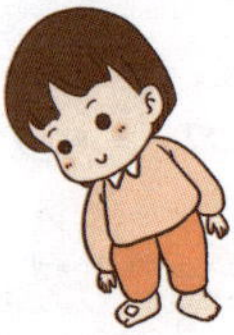

8. 让宝宝自己弯腰伸手去揭黏在脚背上的贴纸，再起身贴到肩膀上。

目标：扶桌侧向行走。

9. 让宝宝双手扶桌，尝试向一侧伸手、迈腿分别去触碰桌上、地上的玩具。

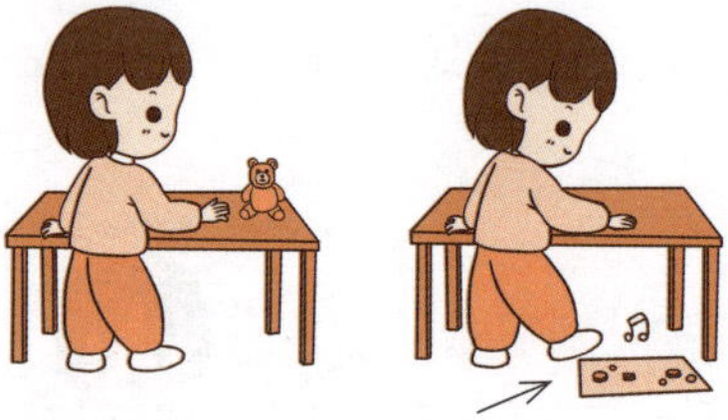

10. 让宝宝双手扶桌侧向行走，可把玩具放在桌面远处吸引他前往去拿，如不稳，可在宝宝髋部提供辅助。

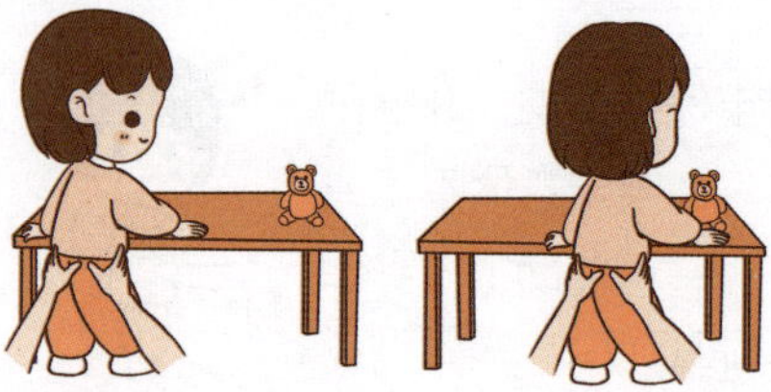

目标：牵手行走。

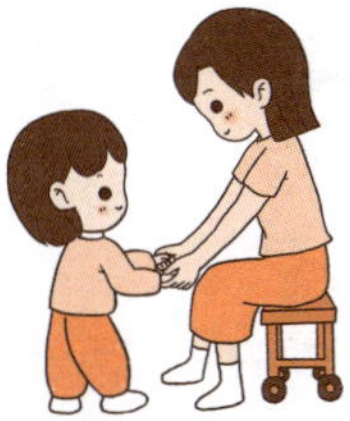

11. 让宝宝握住家人双手向前行走，注意双手要低于肩膀，如不稳，可改为家人握住宝宝双手行走。

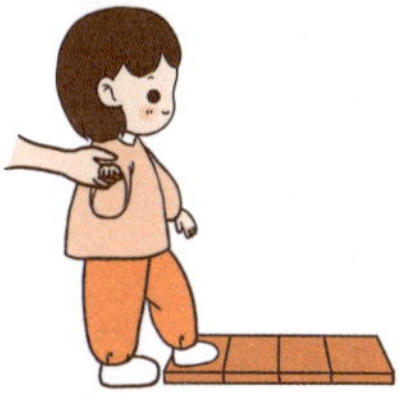

12. 让宝宝一手牵着家人的手，沿着地上指定标记或触觉垫向前行走。

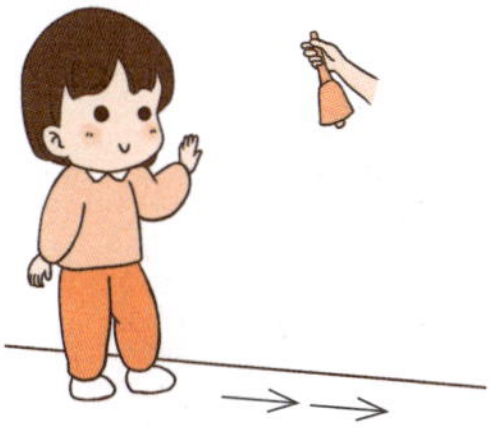

目标：平地独走。

13. 让宝宝一手扶墙站立，用玩具引导他向前行走。

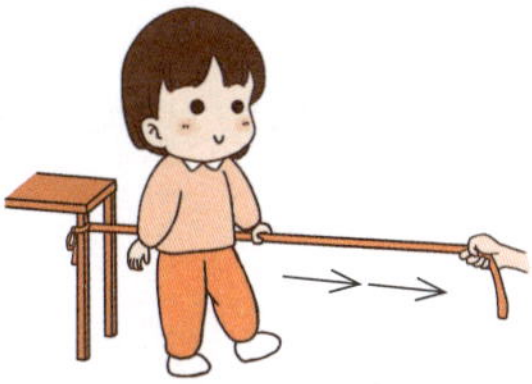

14. 让宝宝一手握绳行走，绳子的高度在他腰部和肩部之间，可根据宝宝能力拉紧或放松绳子调节难易程度。

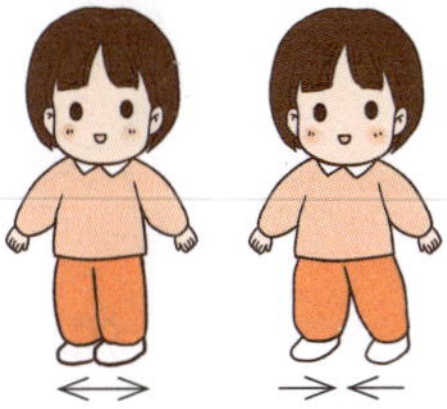

目标：平地侧向行走。

15. 让宝宝尝试站着双脚分开、并拢，多次反复。

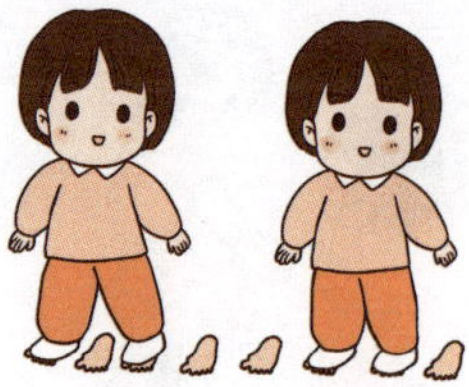

16. 让宝宝尝试沿着地上指定标记或触觉垫侧向行走。

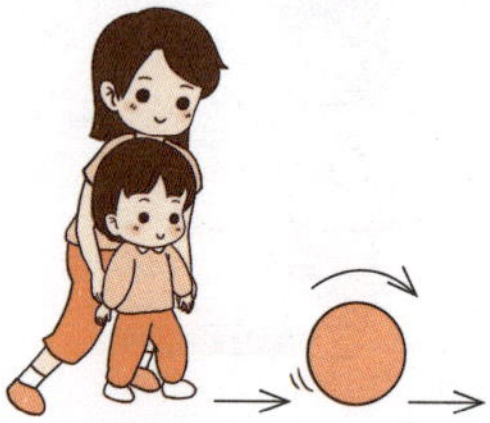

（十一）从走到跑

目标：从快步走到跑。

1. 家人辅助宝宝向前快步走向滚动的球。

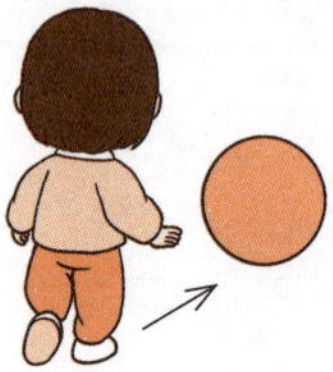

2. 家人用滚动的球引导宝宝自己快步向前走3 ～ 5 m。

3. 让宝宝从快步走变为快步向前跑，追上正在滚动的球并抓住，家人根据宝宝的表现逐渐加快推球滚动的速度。

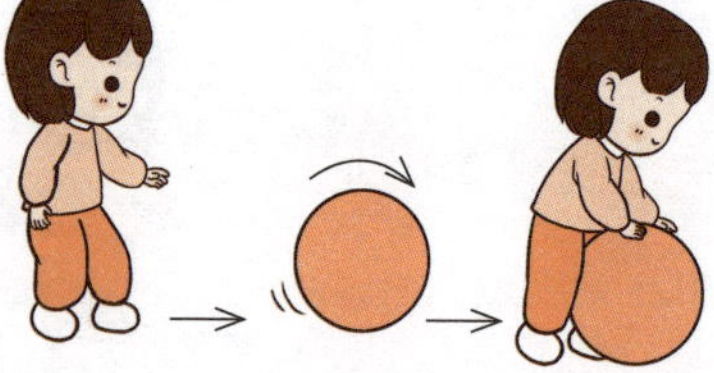

4. 让宝宝们赛跑或追赶滚向远方的球或跑动的小动物。

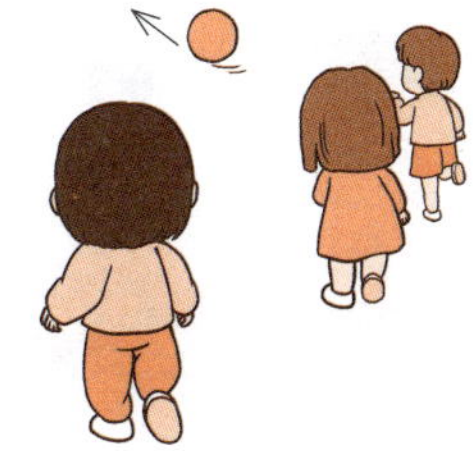

（十二）上下台阶

目标：从爬到侧走上台阶。

1. 让宝宝尝试爬上台阶，去拿放在最高一级台阶上的玩具。

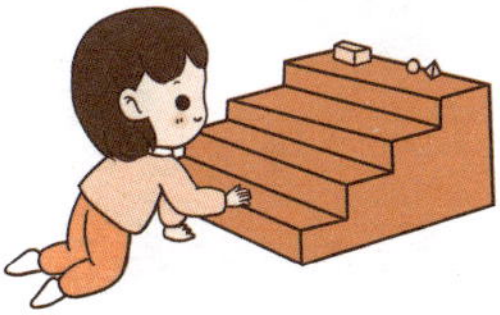

2. 让宝宝双手扶栏杆，侧身走上台阶，可在台阶上贴指定标记。

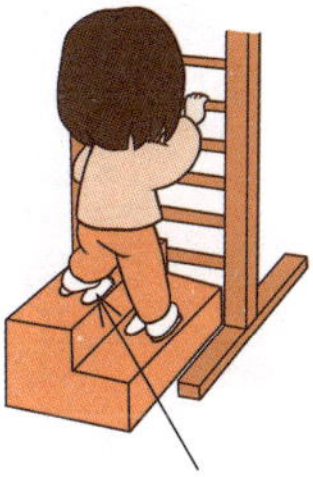

目标：直走上台阶。

3. 让宝宝双手握住家人，双脚分别跨上台阶踩在指定标记上，一脚站稳后再跨另一脚，根据宝宝的表现逐渐减少辅助。

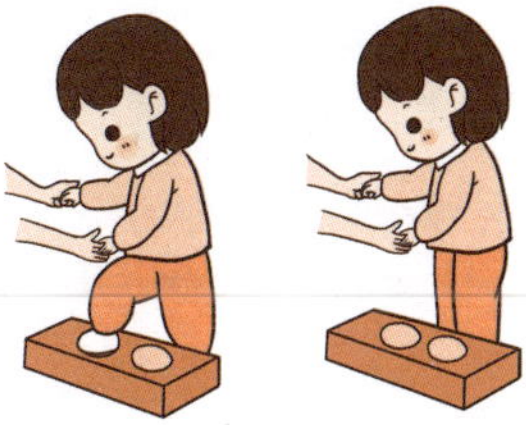

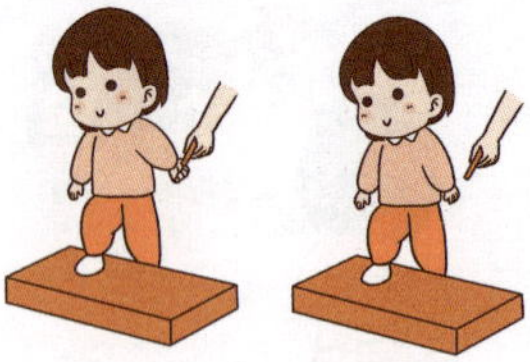

4. 让宝宝手握另一头在家人手中的玩具棒走上台阶，站稳后将玩具棒交给家人，熟练后尝试单手扶栏杆上台阶。

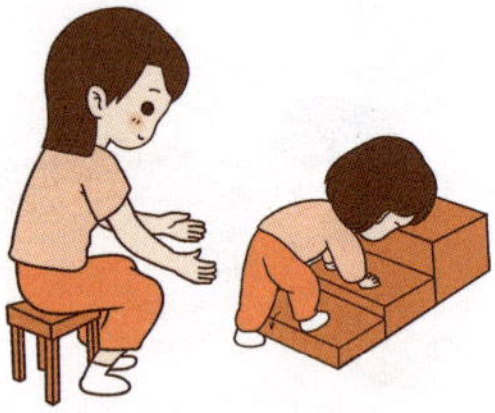

目标：从爬到侧走下台阶。

5. 让宝宝在提示下协调手脚顺序、向后爬下高于地面的台阶。

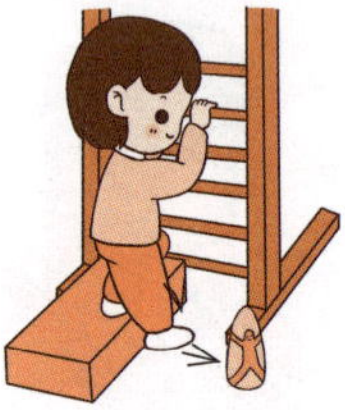

6. 让宝宝双手扶栏杆，侧身走下台阶，并在地面上摆放玩具，引导他用脚去踢。

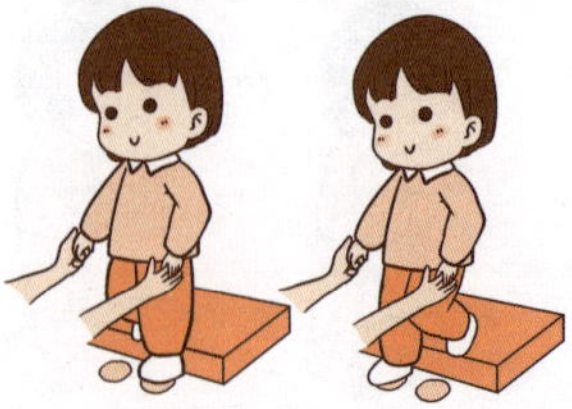

目标：直走下台阶。

7. 让宝宝双手握住家人，双脚分别跨下台阶踩在指定标记上，一脚站稳后再跨另一脚，根据宝宝的表现逐渐减少家人辅助。

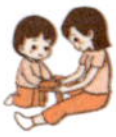

8. 让宝宝一手扶着栏杆，一手牵着家人的手，两步一级走下台阶，能走稳则逐渐自己走下台阶。

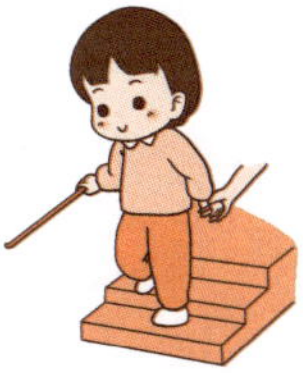

（十三）上肢使用

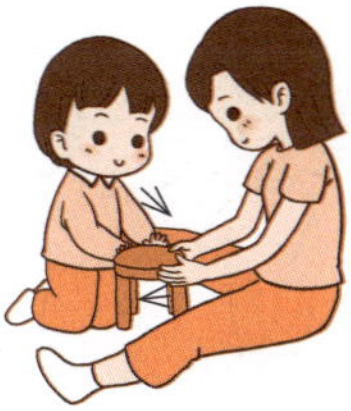

目标：伸手向前推。

1. 让宝宝双腿跪着，与家人来回推前面的小凳子。

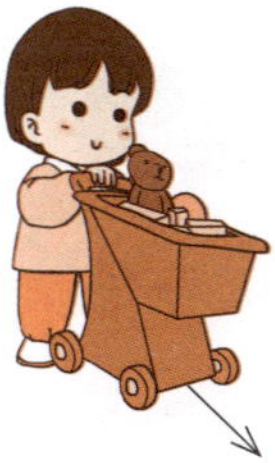

2. 让宝宝边走边将装有玩具的小车向前推。

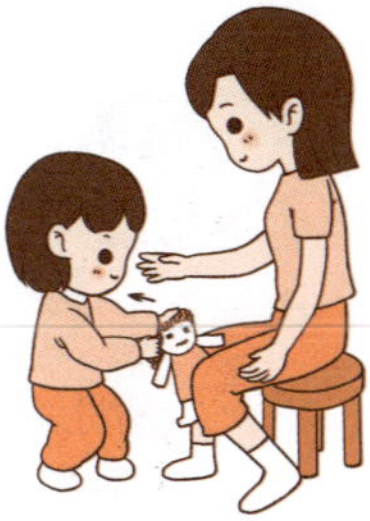

目标：伸手向后拉、拉物向后走。

3. 让宝宝把夹在家人双膝间的玩具拉出来。

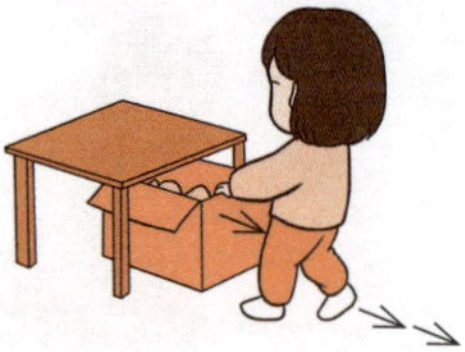

4. 让宝宝把桌下放有玩具的收纳箱拉出来，如宝宝手拉着箱子走不稳家人可辅助。

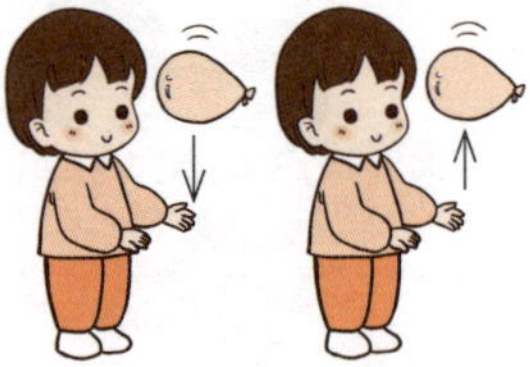

目标：双手抛接。

5. 让宝宝用双手接住从上方抛下来的气球，接住后再引导他自己抛。

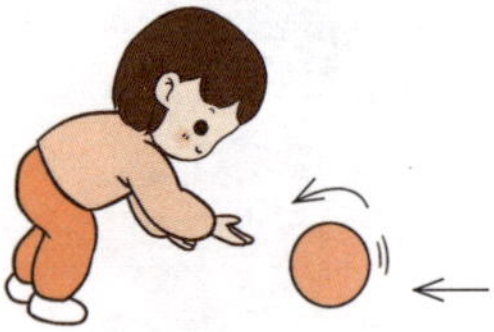

6. 让宝宝用双手接住从前方滚过来的皮球，接住后再引导他自己抛出，家人再将球滚向宝宝，反复与他玩。

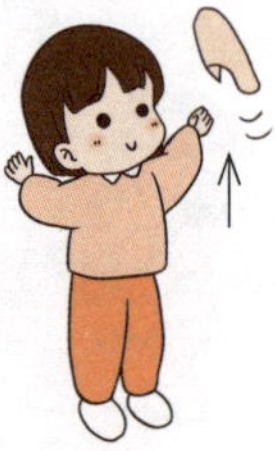

目标：单手抛掷。

7. 让宝宝用一手把丝巾往上抛，家人接住再让他抛，反复与他玩。

8. 让宝宝用一手举起小球抛进塑料桶内弹出，家人接住再让他抛，反复与他玩。

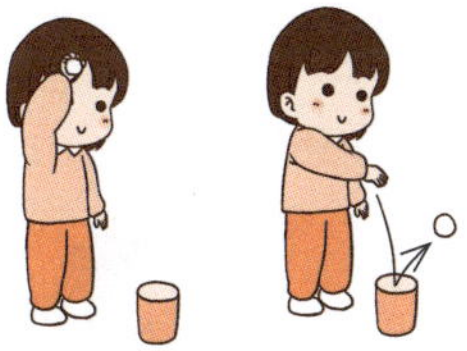

（十四）下肢使用

目标：站稳并抬脚踢。

1. 让宝宝交替抬脚去踩地面上的指定标记，可在脚上系上铃铛来增加趣味。

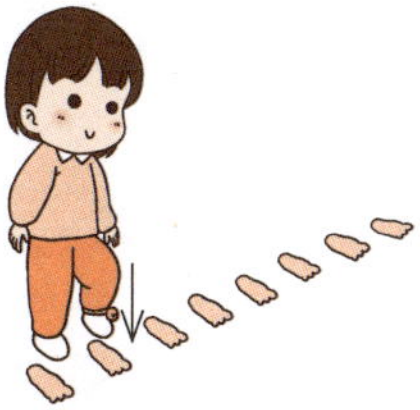

2. 让宝宝抬脚踢倒排成一排的玩具砖块。

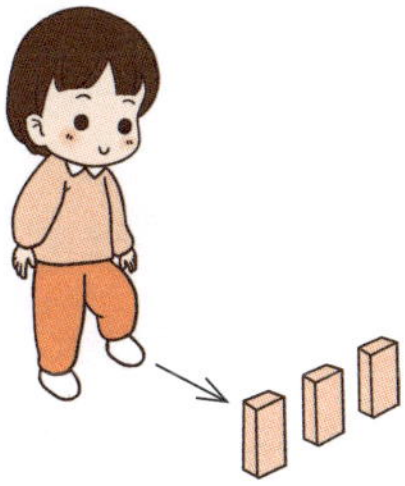

3. 让宝宝抬脚踢走放在垫块上的玩具。

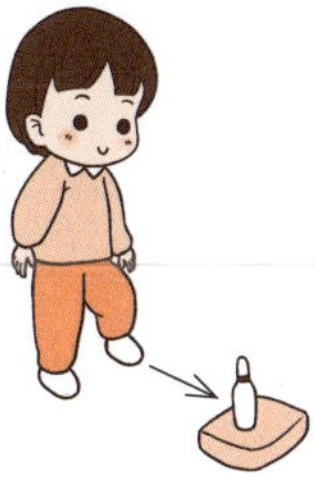

4. 让宝宝把脚放在标记上做准备动作，随后抬脚把球踢向前方。

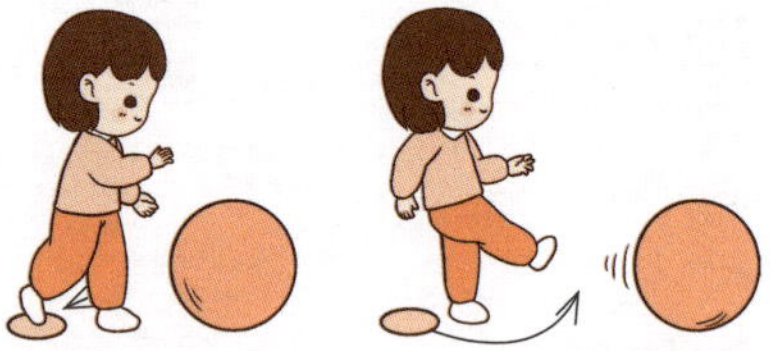

（十五）手脚并用

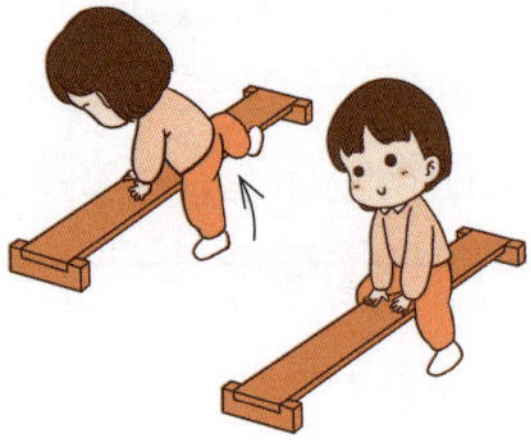

目标：上下跷跷板。

1. 让宝宝手扶高于地面的平衡木或跷跷板，分别用左脚和右脚骑跨坐上去玩耍，再自己跨下来。

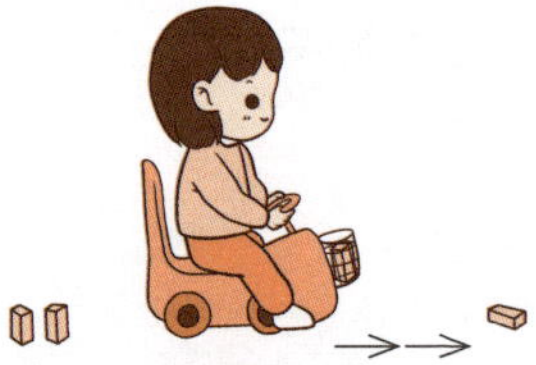

目标：骑行儿童车。

2. 让宝宝骑上四轮童车，前后骑行搬运玩具砖块。

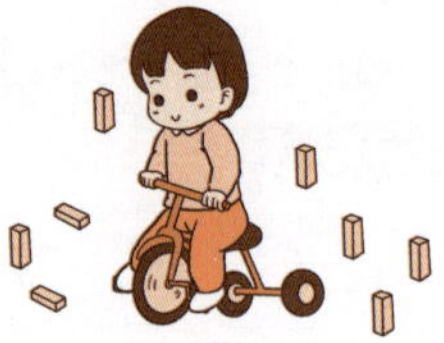

3. 让宝宝骑上三轮童车，控制骑行方向，一一碰倒放在周围的玩具砖块。

第2章

精细运动发育

精细运动是手及手指的功能，手功能发育逐渐成熟的顺序是：先近端后远端，先粗略后精细；先用手掌小指侧，再用拇指侧，最后用手指；先会一把抓，再会拇指与食指对指拿捏；先会抓握，再会释放。

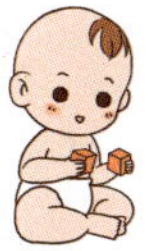

一、精细运动发育里程碑

（一）0 ～ 12个月：从握住拇指到拾放豆粒

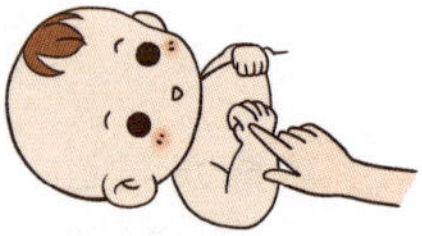

1 ～ 2个月：手一接触到物体就会出现抓握反射，握拳拇指在内。

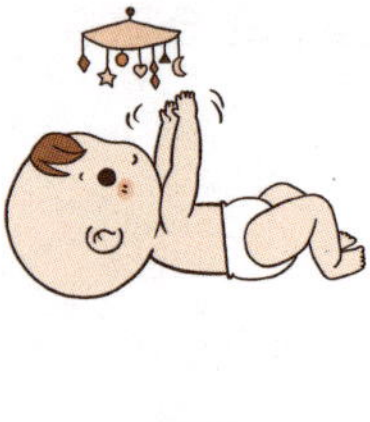

3个月：拳头已放松，能抓握手边的玩具但不会随意放开。

4个月：见到新鲜事物能舞动双臂，双手能在胸前自己把玩。

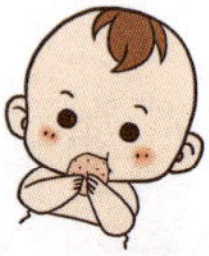

5个月：能向物件伸手，用手掌小指侧握物，有时能将玩具放入口中。

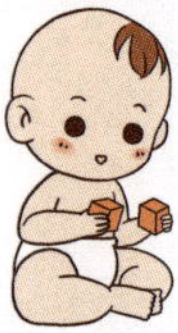

6个月：能自己摆弄小物件，能双手各拿住一个玩具。

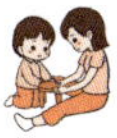

7个月：能用手掌拇指侧一把抓，能将玩具从一手传递到另一手。

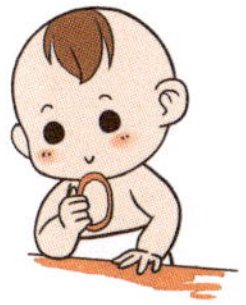

8个月：能用拇指、食指或中指掌面抓握物体。

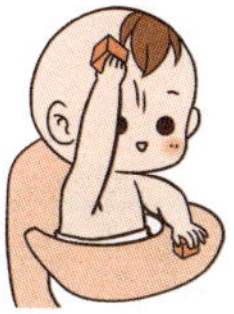

9个月：能用拇指与食指远端拿捏小豆粒、葡萄干等。

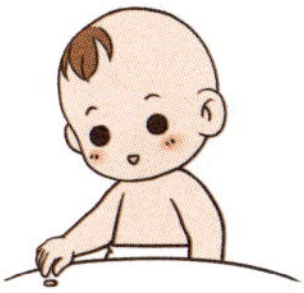

10个月：能随意释放手中的物件。

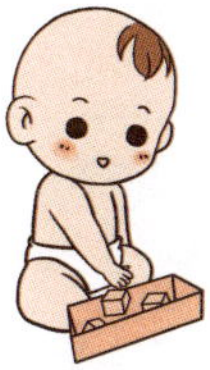

11个月：能双手各握一块积木互击。

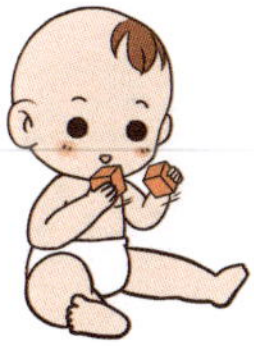

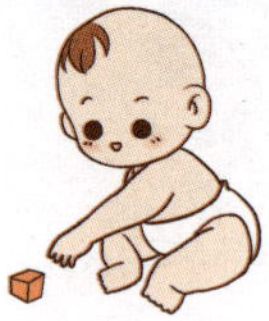

12个月：伸手够物定位准确，能从容器中拿取和放入玩具。

（二）13～24个月：从拾放豆粒到翻书画线

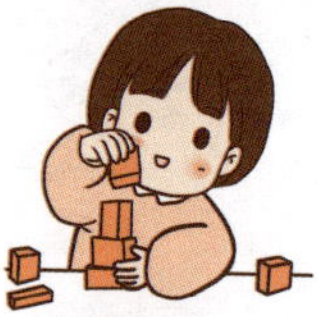

13～18个月：

1. 能叠起2～4块约2.5 cm边长的积木。

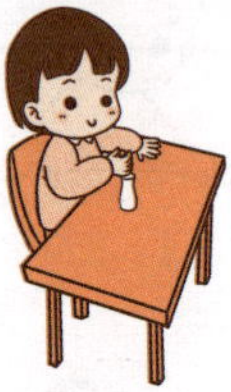

2. 能将小豆粒放入小瓶中。

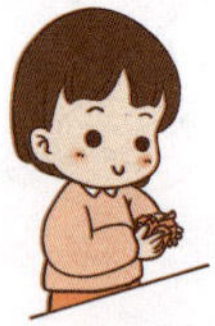

3. 能一手抓握两个玩具或双手一起抓握多个玩具。

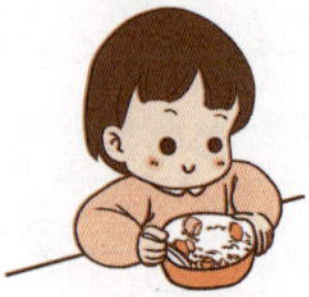

4. 能一手固定、一手操作，如一手扶碗，另一手握勺。

5. 能握笔在纸上涂画。

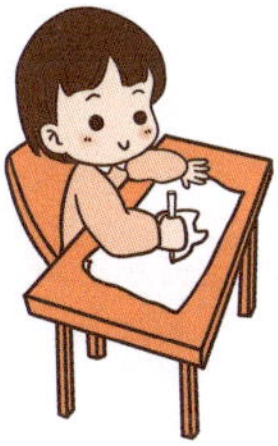

19 ～ 24个月：

1. 能搭起5 ～ 7块积木，能进行简单拼图，能逐页翻书。

2. 能用手指远端握笔方式描绘简单图案，如直线、弧线等。

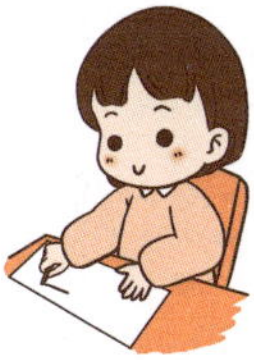

3. 能双手协调操作，如双手交替打鼓、双手拉开合拢玩具等。

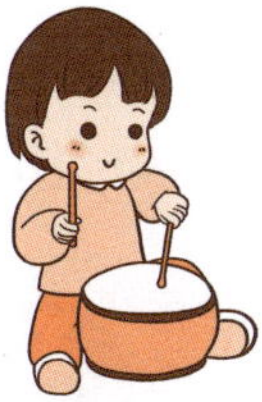

4. 能双手多步骤协作，如一手用拇指与食指拾起绳子，另一手从容器中取出珠子，再双手配合将绳子穿入珠子，重复串珠成链环。

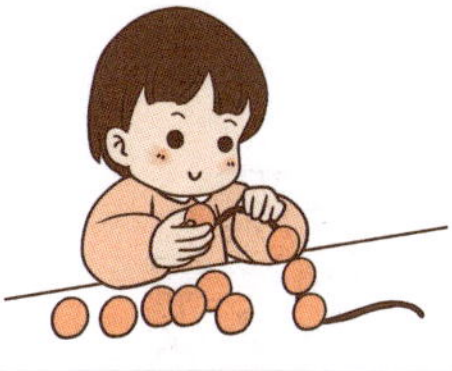

二、精细运动发育落后

(一)落后表现及观察要点

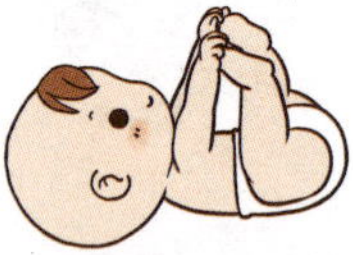
注视摆弄手脚

1. 用手抓握落后：大于6个月不会注视摆弄手脚，看着眼前的玩具或物件不会主动伸手去抓握。

2. 用手拿吃落后：大于8个月不会双手抱住奶瓶自己吃奶，不会双手拿住脚丫咬脚指，不会用手拿着玩具往嘴里放。

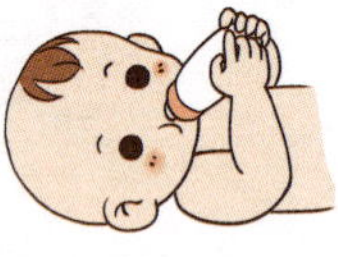
双手抱住奶瓶自己吃奶

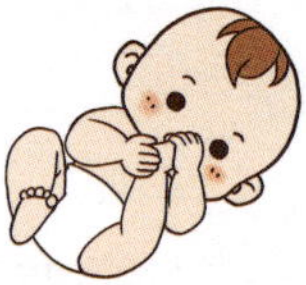
双手拿住脚丫咬脚指

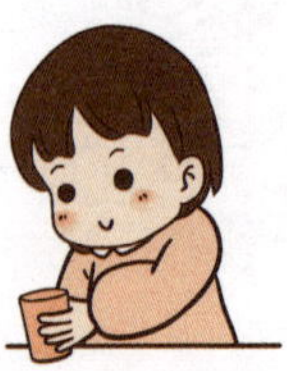
伸手越过中线去拿对侧的玩具

3. 拿起释放落后：大于12个月不会伸手越过中线去拿对侧的玩具，不会将玩具从一手传递到另一手，用手抓住玩具不会释放。

4. 双手配合及手眼协调落后：大于18个月不会用拇指与食指拿捏豆粒，不会双手同时各拿一块积木互相击打。

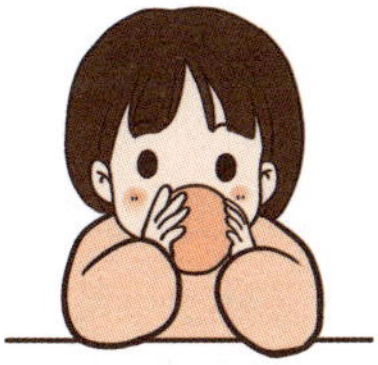
用双手一起抱住奶瓶

5. 双手中线位固定不能：如宝宝始终不会用双手一起抱住奶瓶，同时用双肘关节支撑固定在桌上与头保持在中线位，要警惕发育异常的可能。

6. 一手固定一手操作不能：如宝宝始终不会一手稳住容器一手将玩具放入，不会一手扶碗一手握勺伸向碗中，要警惕发育异常的可能。

（二）养育误区及相关知识

养育误区：

1. 父母过于宠爱宝宝，凡是吃的食物都喂，宝宝不需动手只要张嘴；凡是玩的玩具都买电动智能的，宝宝不需动手只需看着。殊不知，这样几乎打消了宝宝自己动手的冲动和欲望，剥夺了使用双手的机会，对开发手的精细运动功能非常不利。

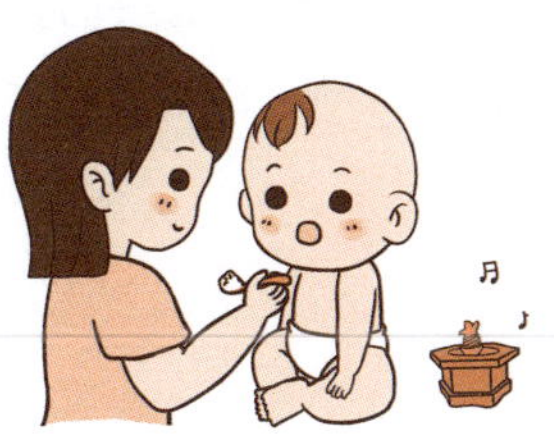
凡吃都喂剥夺了宝宝使用双手的机会

2. 父母没有耐心，不愿花时间与宝宝一起玩搭积木、串珠、画画等需要动手操作的游戏，以为带着宝宝外出逛公园、逛商场，在家将宝宝放在身边就是陪伴。殊不知，缺乏对动手能力的培养也会影响精细运动的发育。

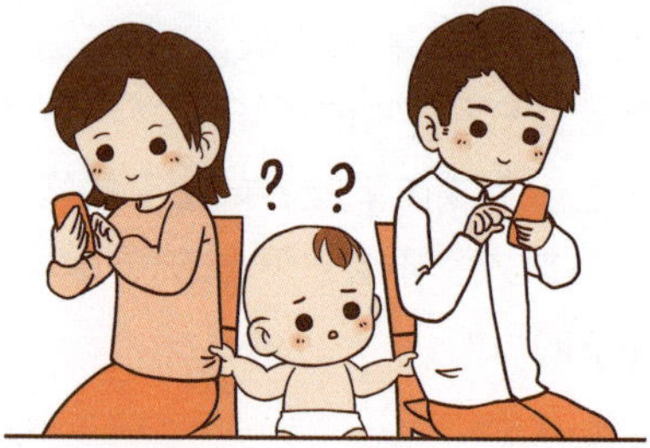

父母只顾自己看手机不陪宝宝一起玩

相关知识：

精细运动功能要在不断的使用中逐渐熟练起来，为宝宝选择合适的玩具能促进手功能的发育、促进手眼协调动作的建立，精细操作的速度会随着年龄的增加而逐渐提高。

正常视力是精细运动发育的必要基础，触觉和本体感觉也会影响精细运动的表现。如果发现宝宝大于4个月仍不看自己的手，有眼球震颤或有斜视时，要带宝宝去检查视力，排除因视力缺陷影响精细运动发育的可能。

三、精细运动家庭训练

宝宝学习精细运动如取物、搭积木、画图、扣纽扣等常需坐着进行，要注意坐姿正确。合适的桌椅高度为：坐在椅上双脚能平放于地面，髋、膝、踝关节各成90°直角；桌高是宝宝身高的40%~45%，双手放在桌上肘关节成90°~120°角。如宝宝自己不能坐稳，可采用俯卧胸前垫高姿势伸手玩玩具。在稳定、安全的情况下，让宝宝不仅坐着玩桌子上的玩具，还要站起来伸手去够更高更远处的玩具；不仅要学习单手操作，还要学习双手协调配合。家人要鼓励宝宝在不同体位做各种精细运动练习。

在精细运动训练过程中，根据情况可提供适当辅助，辅助程度应从大到小，例如：动作辅助（手把手帮助拿取物件）→动作提示（轻拍手背提示释放物件）→手势提示或示范→口头提示，以最小辅助为宜。要将训练与游戏和日常生活结合起来，使之更加有趣和有意义。

（一）拾放物件

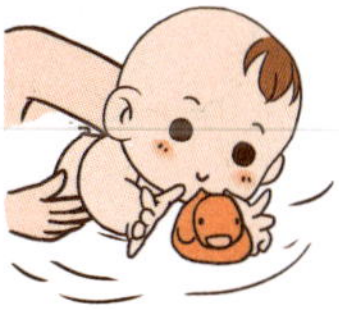

目标：向物件伸手，用手掌拍打抓握。

1. 在宝宝水中活动时，放塑料玩具

在水上，引导他伸手触碰或用手掌尝试拍打。

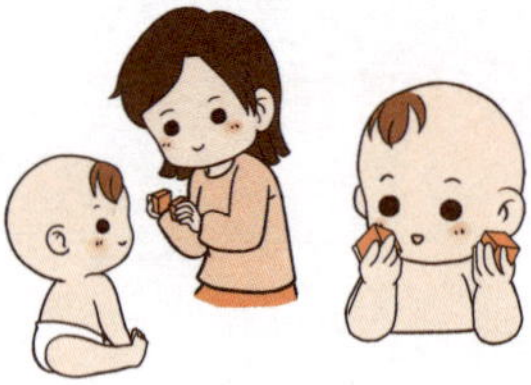

2. 在宝宝面前敲打积木，引导宝宝伸手抓握，再将积木推进他掌心，让他握住。

目标：用掌心抓握，用手指握住。

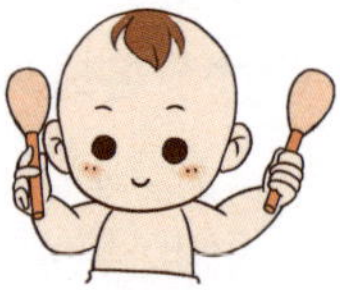

3. 在宝宝面前摇动沙锤或发声玩具，再将沙锤放在他拇指侧的掌心，引导宝宝用大拇指与其余手指握住。

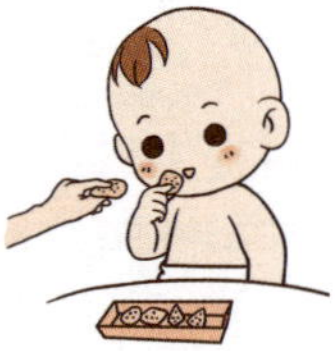

4. 在宝宝面前示范用拇指与食指拿捏小饼干或葡萄干，让他自己尝试，引导宝宝握住放到嘴里吃。

目标：用手掌握住物件放入大容器。

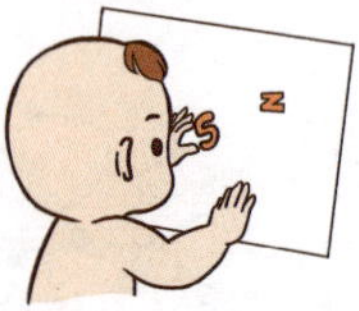

5. 在宝宝面前示范将磁性玩具贴一个个贴到白板上，之后将玩具贴拿下来，引导宝宝模仿，让他继续一个个贴上白板。

6. 在宝宝面前示范将玩具一个个放到收纳盒中，之后把玩具拿出来，引导宝宝模仿，让他继续一个个放入盒中。

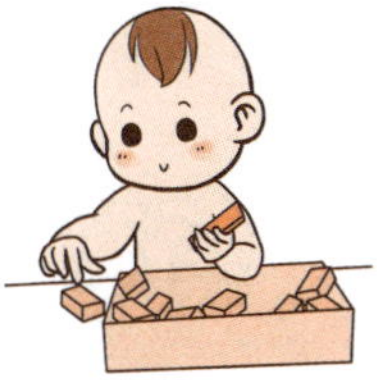

目标：用手指拿住物件放入小容器。

7. 在宝宝面前示范将木珠一个个排列到图纸上，引导他模仿用拇指与食指将木珠拾起、放下，待宝宝能熟练完成再用小豆粒代替木珠。

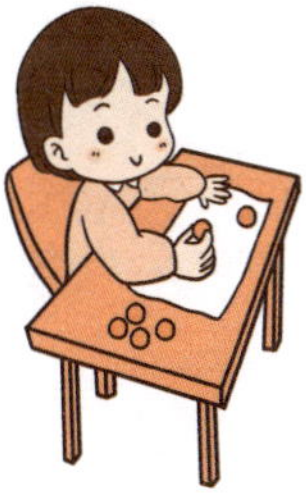

8. 在宝宝面前出示牙签和带孔的收纳瓶，示范用手指将牙签对准小孔插入瓶中，引导他模仿用手指一根根插牙签。

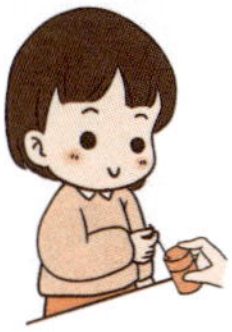

(二)操作物件

目标：触摸物件。

1. 在宝宝面前出示各种彩色的触觉球，用各种球去触碰他的手掌，引导宝宝伸手触摸。

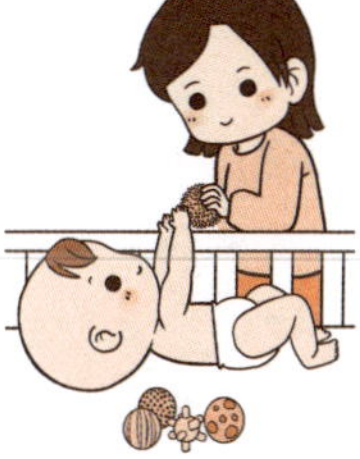

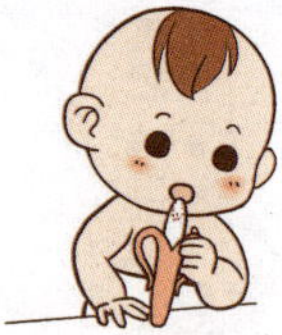

2. 在宝宝面前出示玩具牙胶，引导他伸手拿着放入自己口中舔咬，之后可把玩具牙胶换成手指饼干。

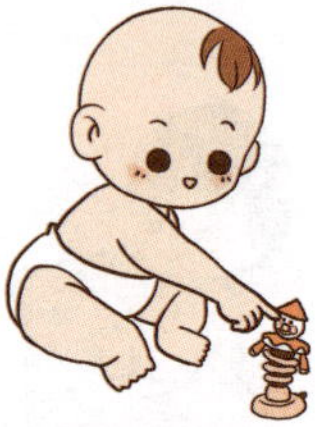

目标：拨动、翻转、摇晃物件。

3. 在地面上放置不倒翁玩具，引导宝宝用手指去拨动。

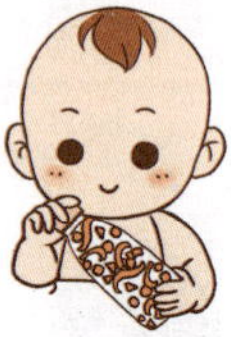

4. 在透明塑料瓶内装满闪光纸或小彩珠，引导宝宝手握塑料瓶做翻转、摇晃等动作。

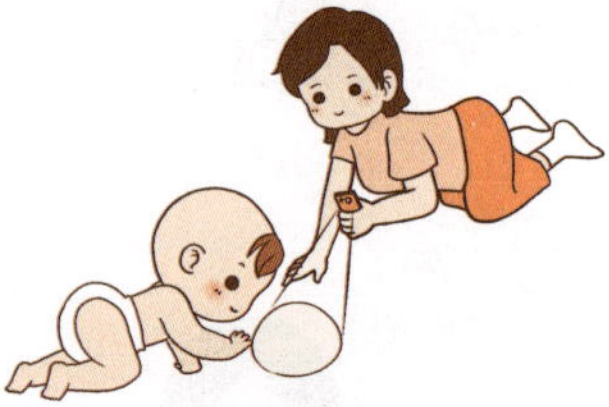

目标：拍击物件。

5. 引导宝宝用手拍打手电照在床上或墙上的光影。

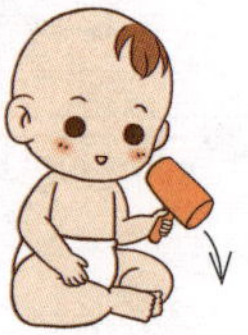

6. 引导宝宝手握充气玩具锤用力敲击地面或桌面。

目标：推拉物件。

7. 引导宝宝模仿用手推动放在地面的玩具车。

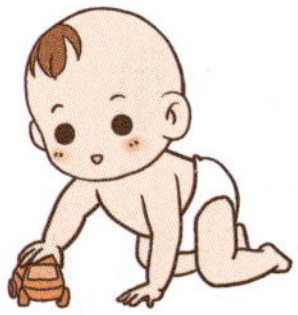

8. 引导宝宝模仿伸手用绳子把玩具拉到身边。

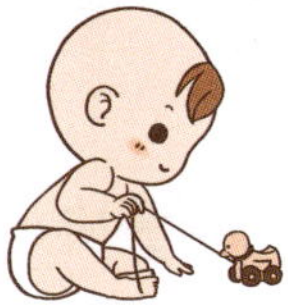

目标：打开物件。

9. 引导宝宝用手拉开放玩具的抽屉。

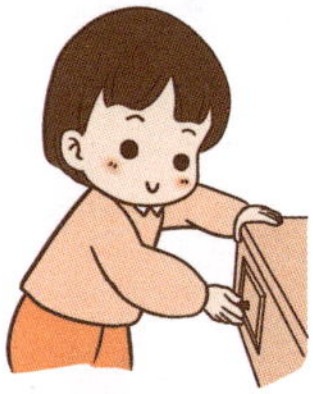

10. 引导宝宝用手揭开有盖杯子的杯盖。

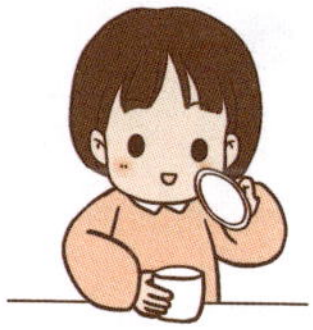

目标：拿取物件。

11. 引导宝宝用手拿出装在塑料袋中或玩具盒内的食物或玩具。

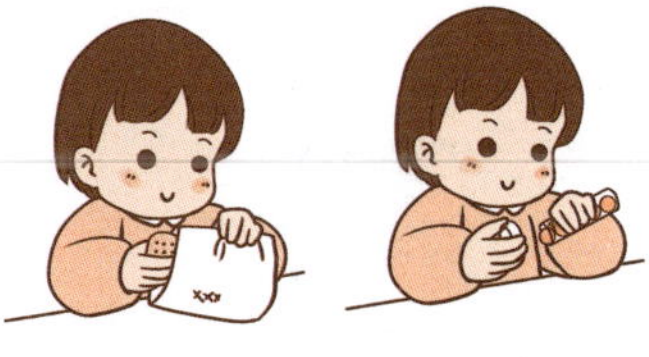

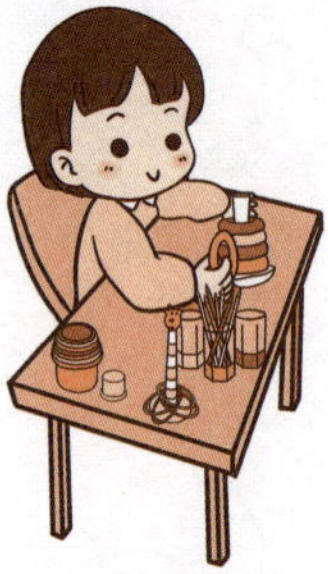

目标：摆放物件。

12. 引导宝宝把玩具套圈从柱上取出，再按照大小、颜色顺序放回原位，还可用套环、套筒、笔与笔筒玩类似游戏。

（三）双手协调

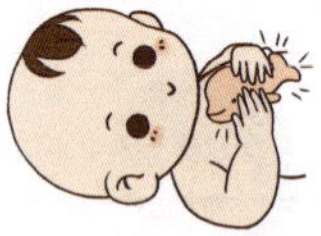

目标：双手把玩。

1. 引导宝宝伸出双手把玩胸前的发光发声玩具。

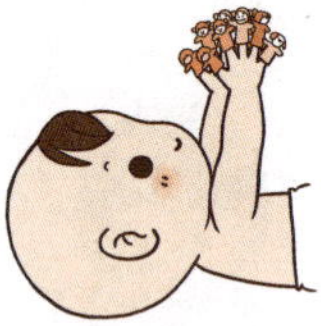

2. 给宝宝双手戴上动物指套或人偶手套放到眼前，引导他看着自己双手活动手指。

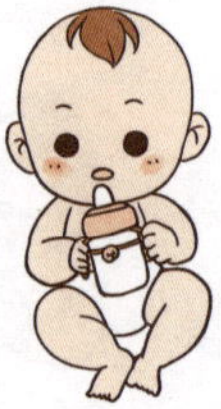

3. 引导宝宝双手一起把玩系着铃铛的带柄奶瓶。

目标：双手传递。

4. 引导宝宝一手拿玩具传递至另一手，另一手把玩具放开，之后再换手同样传递。

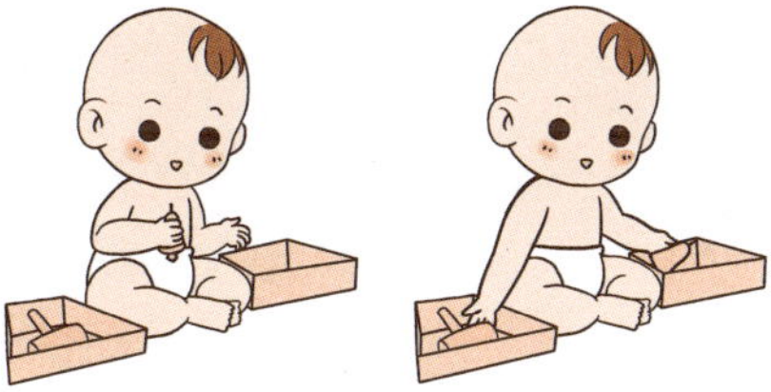

目标：双手一同拍击。

5. 引导宝宝双手戴上人偶手套，跟着儿歌拍手。

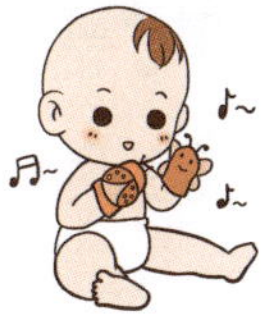

6. 引导宝宝双手拍打充气纸袋，将纸袋拍瘪同时发出响声。

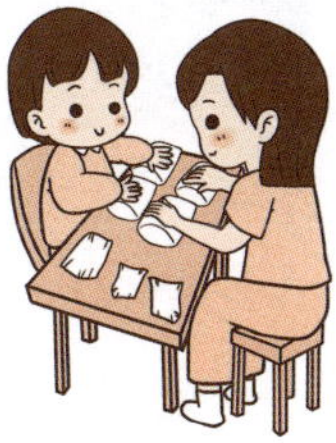

目标：双手配合敲打。

7. 引导宝宝双手分别握住玩具铜钹敲击发出响声。

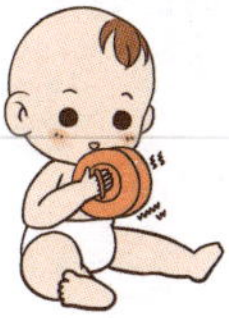

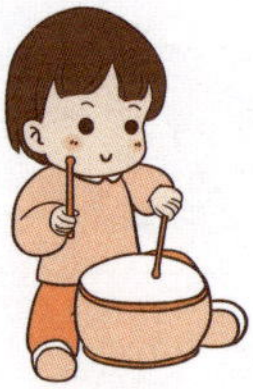

8. 引导宝宝双手分别握住鼓槌交替敲鼓发出响声。

目标：双手拉开合拢。

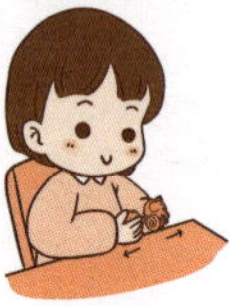

9. 引导宝宝双手各握磁石玩具的一半拉开，之后再把拉开的玩具合拢回原状。

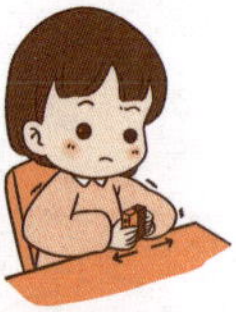

10. 引导宝宝双手拉开、合拢乐高玩具，家人可一起参与竞速增加趣味性。

目标：一手固定，一手操作。

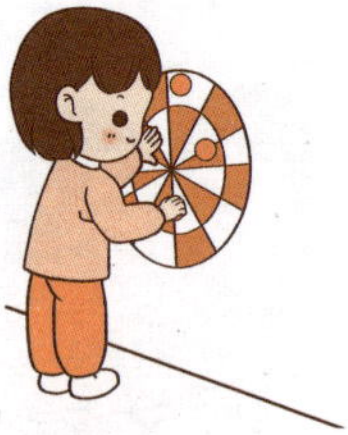

11. 在毛毡板上沾数个有魔术贴的小玩具，引导宝宝一手按住毛毡板，一手取下小玩具，之后可把毛毡板挂在墙上提高难度，还可用计分增加趣味性。

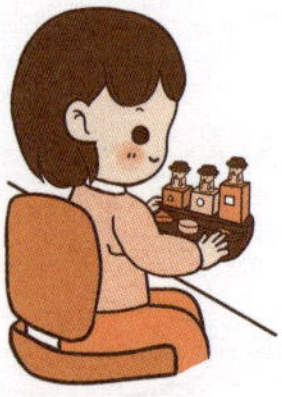

12. 引导宝宝一手按住按钮玩具底座，一手按压按钮，将上面的小玩偶弹出，之后再分别教他用单个手指按压按钮。

13. 引导宝宝一手拿玩具小棒，另一手把套圈套在小棒上。

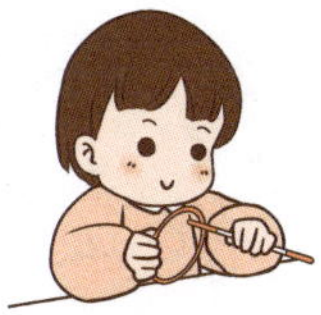

14. 引导宝宝一手拿碗，另一手拿勺将食物从碗里舀出来。

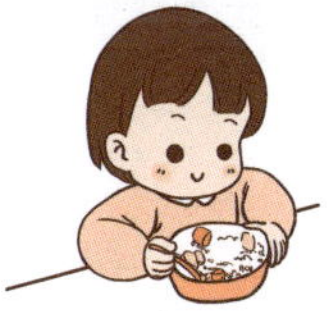

（四）手眼协调

目标：叠起2～7块积木。

1. 引导宝宝模仿叠起较大的泡沫垫块，熟练后改为叠起积木，可按颜色、顺序、大小等要求增加趣味性。

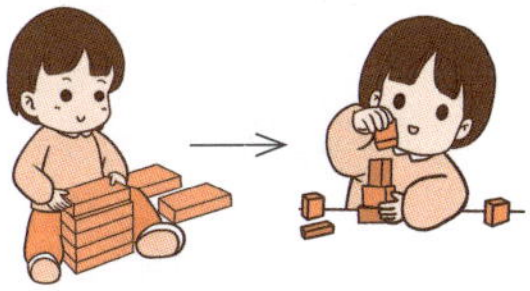

目标：串起玩具珠（直径2～3 cm）。

2. 引导宝宝模仿串玩具珠，可在绳子一端打结方便串起，之后把串好玩具珠的绳子打结，做成项链、头箍、手环等给宝宝戴上。

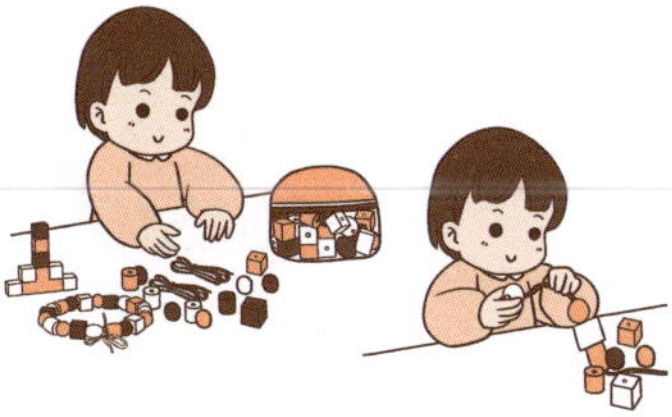

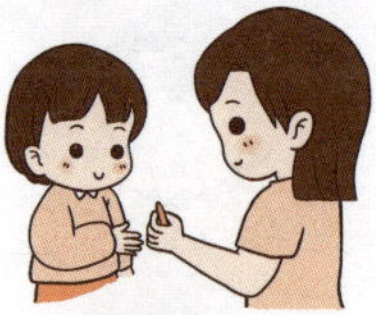

目标：准确拿取放置。

3. 引导宝宝伸手拿取家人手中握着的手指饼干。

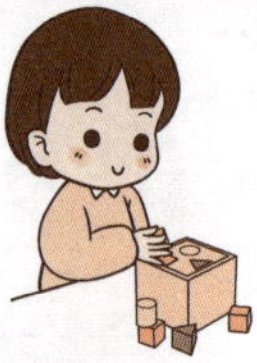

4. 引导宝宝用手指拿起玩具积木块，按形状对准相应的孔洞放入玩具盒中。

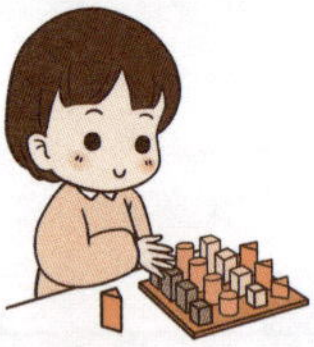

5. 引导宝宝按不同形状、颜色拿取、摆放积木柱。

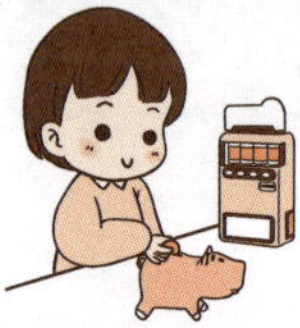

6. 引导宝宝把玩具硬币放入储蓄罐或玩具自动贩卖机口。

（五）握笔涂写

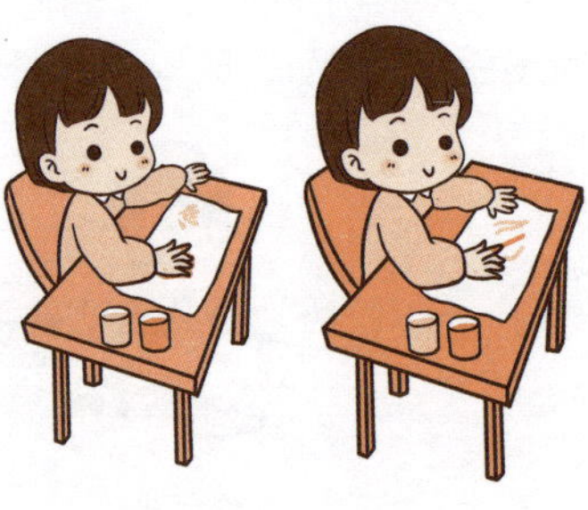

目标：用手涂画。

1. 引导宝宝模仿用手掌蘸取颜料在纸上按压手印或用手指蘸取颜料在纸上涂画。

目标：握笔涂画。

2. 引导宝宝模仿用掌心握蜡笔在纸上涂画，之后尝试画圆圈。

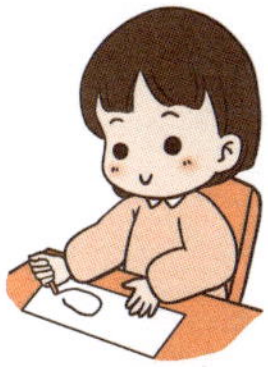

3. 引导宝宝模仿用手指远端握笔在画板上涂画，之后尝试描画线条。

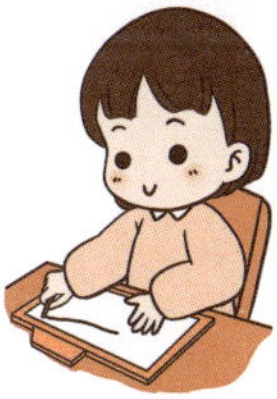

（六）工具使用

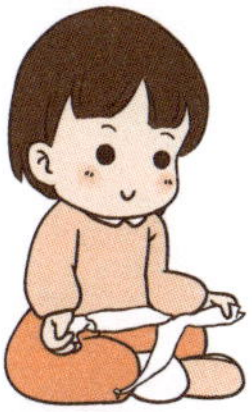

目标：双手撕扯开合。

1. 引导宝宝模仿用双手撕开纸张，之后尝试将彩纸撕成条状。

2. 引导宝宝模仿用双手操作可开合的夹勺夹取玩具。

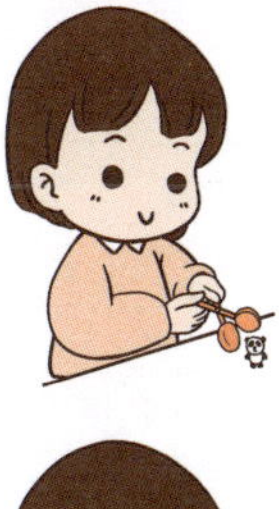

3. 引导宝宝模仿用双手操作开合剪刀剪开纸张。

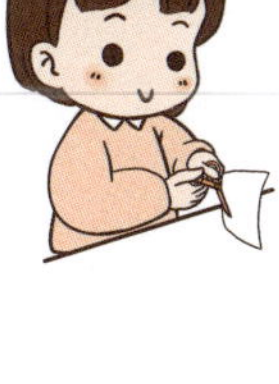

第3章

语言能力发育

语言能力分理解和表达两个方面，语言能力的发育顺序是先理解后表达，分别在9个月和12个月，宝宝早期通常借助表情和动作手势等来理解和学习语言，有口诀：一哭二静三会笑；四咿五呀六姆妈；七模八仿九会意；十二学语会叫人。

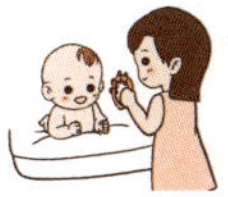

一、语言能力发育里程碑

（一）0～12个月：从哇哇啼哭到咿呀学语

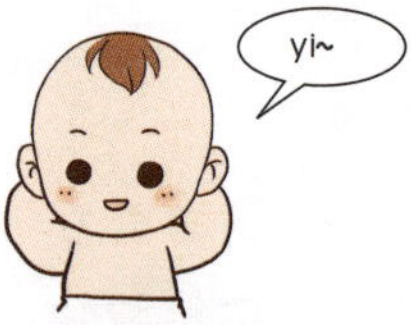

新生儿一出生就能大声啼哭。

1个月：能发很小的喉音，对突然大声会有惊吓反应。

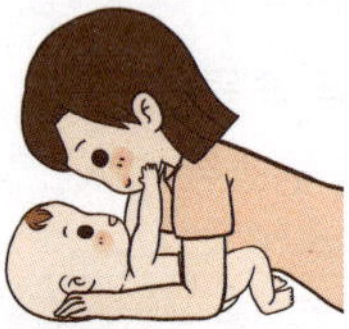

2个月：能注意听人声和音乐。

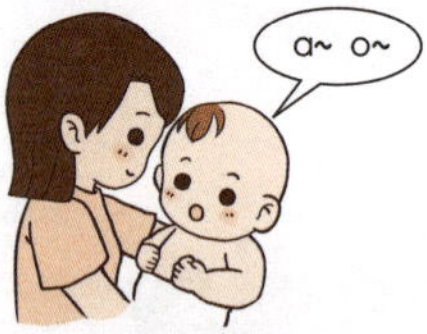

3个月：能发a、o等元音，对音乐、妈妈的声音有反应。

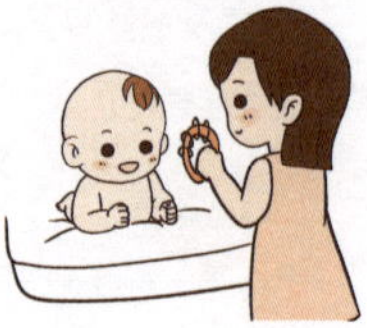

4个月：能在愉快的接触互动中大声笑。

5个月：能发a-ge、a-gu音，能咂舌。

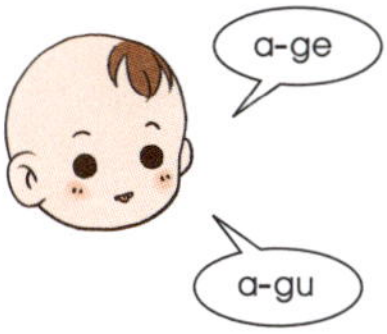

6～7个月：能听懂自己名字，发ba、ma、da音。

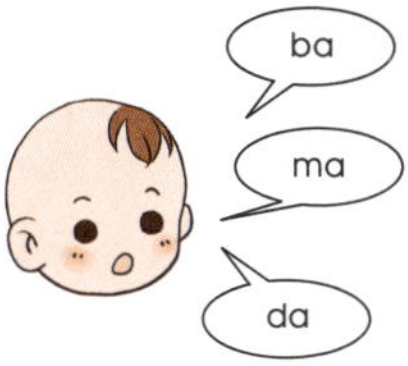

8个月：能辨别肯定与疑问语气，能模仿mama、baba、dada等发音。

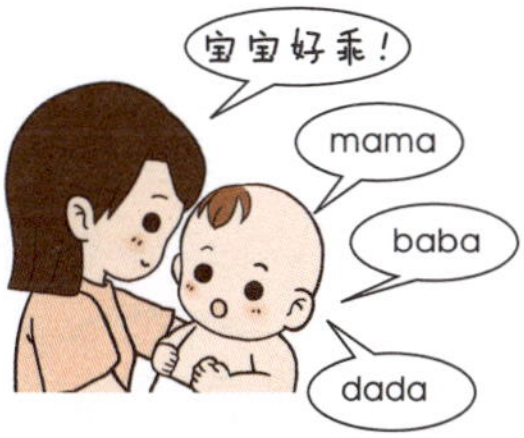

9个月：能对家人的要求作出反应，如拍手、飞吻、再见等。

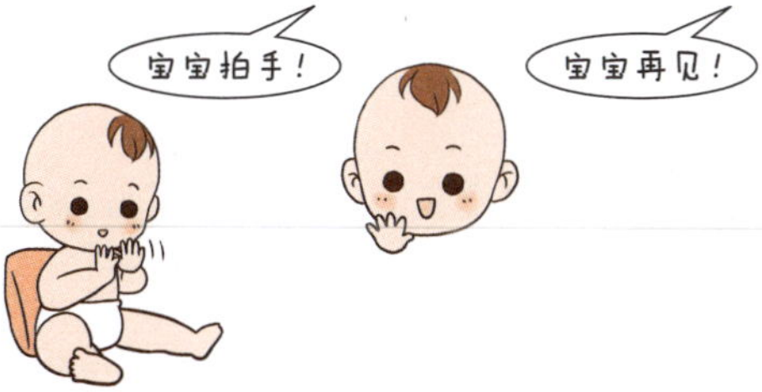

10个月：能看着家人口型、看着镜子里的家人和自己学发音。

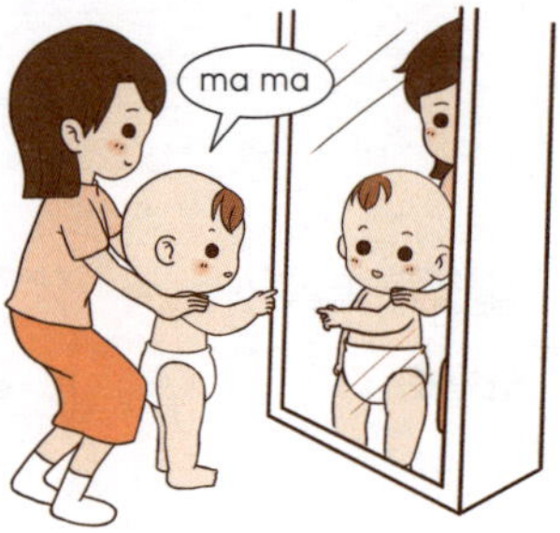

11～12个月：能听懂某些物件的名称，如灯灯、鞋鞋、帽帽，有半数宝宝能有意识叫爸爸、妈妈、奶奶、娃娃等，有的还能使用一些单音节动词，如拿、给、抱等。

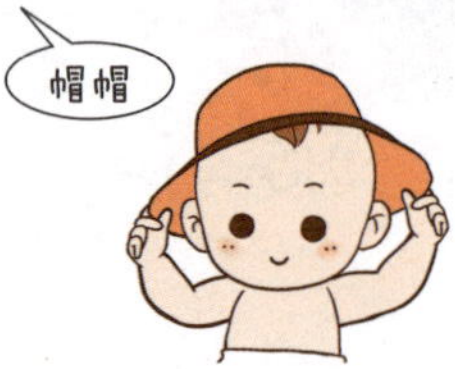

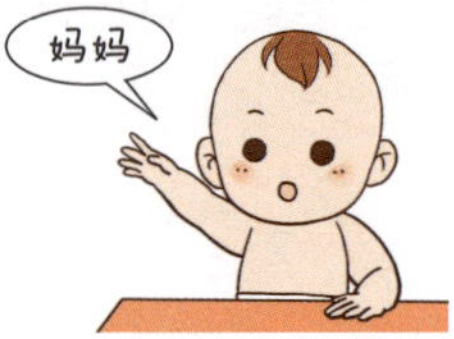

（二）13～24个月：从咿呀学语到词语爆炸

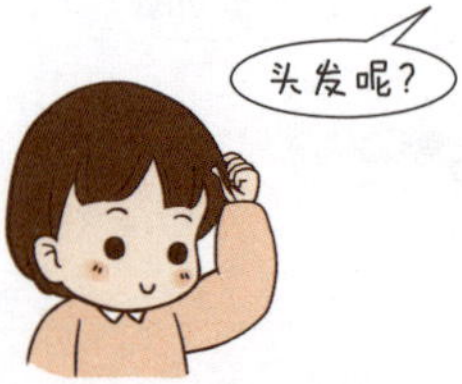

13～18个月：

1. 能听懂眼睛、鼻子、嘴巴、头发、手、脚等其中至少两个描述身体部位的名词。

2. 能说出经常接触的家人、生活用品、玩具等1～2个字组成的名词。

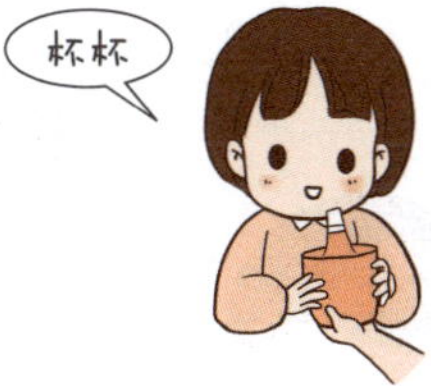

3. 能说出表示需求的单个动词，如要、拿、给、抱等。

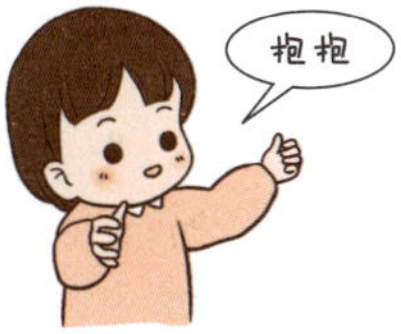

4. 能用“自己的语言”加上动作手势表示需求。

19～24个月：

1. 能听懂更多名词。

2. 能说衣服、裤子、鞋子、袜子等1/3教过的物件名词。

3. 能说有主语及谓语的2～3个词组成的语句（词语爆炸现象），如宝宝要、妈妈抱等。

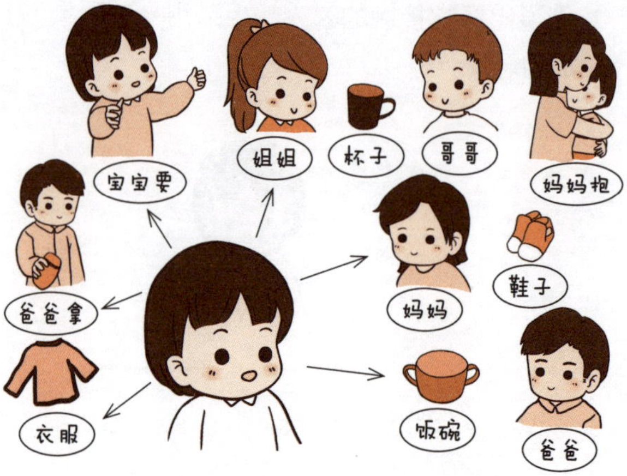
宝宝要
姐姐
杯子
哥哥
妈妈抱
爸爸拿
妈妈
鞋子
衣服
饭碗
爸爸

二、语言能力发育落后

（一）落后表现及观察要点

1. 自然发声落后：大于6个月不会在有生理需求或高兴时发出自己的咿呀声音，如a、o、e等元音。

2. 逗引发声落后：大于8个月不会在家人逗引时发出表示愉快的声音，如大笑声；不会发出重复音节，如ba-ba、ma-ma、da-da等音节。

3. 仿说发声落后：大于12个月不会在家人示范发声时模仿学语，不会在玩耍时喃喃自语发出不同语调的声音。

4. 语言表达落后：大于18个月不会用语言表达自己的意愿，如饼饼、饭饭、妈妈抱抱等；不会在特定情境回答家人的简单提问，如家人指着宝宝常见的物件问“这是什么”时，不会回答鞋鞋、帽帽、灯灯亮亮等。

5. 语言理解表达混合型落后：大于3个月对妈妈的呼唤没有反应；13～20个月听不懂叫自己名字和简单指令；18～24个月不会说有主谓的两字句。

（二）养育误区及相关知识

养育误区：

1. 父母宠爱宝宝，所有需求不需表达即提前满足，或只要宝宝一哭就赶紧满足。殊不知，这样忽略了宝宝思考的时间和发声表达需求的机会，让宝宝以为不用学发音只要哭就能达到目的。

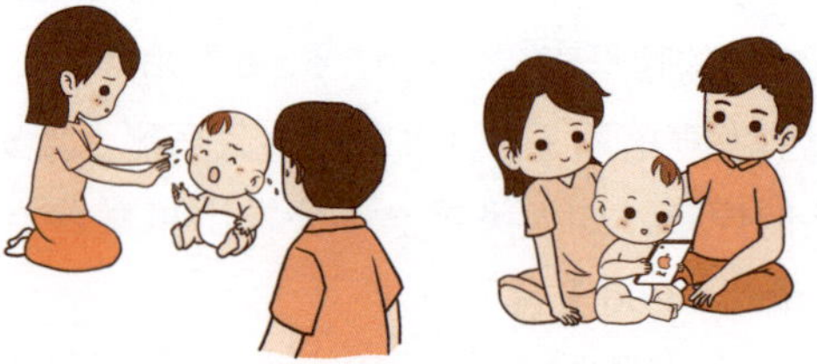

宝宝一哭就赶紧满足

2. 父母不教宝宝，没有对宝宝进行发音口型示范，没有用夸张的表情和声调与宝宝面对面说话，也没有在宝宝发出baba、mama时及时应答或指着爸爸、妈妈鼓励重复发音。殊不知，宝宝的语言能力是需要不断听到声音和不断看到口型才能模仿学到的。

相关知识：

语言发育受性格、活动程度和妈妈育儿能力的影响。2岁左右是宝宝急于用语言表达自己想法的时候，如果这时有一个良好的家庭语言环境和正确的语言信息输入，会对语言发育有很大促进，宝宝可在短时间内说出多词句的语言，即词语爆炸现象。

正常听力是语言能力发育的必要基础。如果发现宝宝大于4个月不被打雷或巨响惊吓，妈妈走近时没有听到声音转头看的表现，很少模仿发音或发音始终不正确时，要带宝宝去测试听力，排除因听力缺陷影响语言能力发育的可能。

三、语言能力家庭训练

宝宝学习语言是一个整体的过程，训练语言首先要建立发声能力，还要有模仿以及理解动作手势的能力，只有具备了理解能力才能学习口语表达。宝宝通常最早掌握接触较多的词汇，之后才是接触少的。对词汇最容易理解的是实物和玩具，之后才是彩色图片和画面，比较抽象的黑白线条图则较难理解。语言表达的顺序是，先名词后动词、形容词等，在词汇积累的速度上，理解大约是表达的2倍。

在语言训练过程中，需采用有效的辅助技巧，如镜子是很有用的训练工具，面部表情、语气语速、动作示范是很重要的训练方法，家人都要善于使用。在训练语言理解时，家人要边教词汇边示范动作或指点实物，确认宝宝能理解词义并作出反馈；在训练语言表达时，家人要清晰缓慢地示范口型和发音，确认宝宝能准确发音后再教词汇和语句。

（一）视觉理解

目标：注视家人的脸。

1. 与宝宝保持同一视线水平，向他做出各种面部表情，吸引他注视家人的脸，还可让宝宝同时用手摸家人的脸。

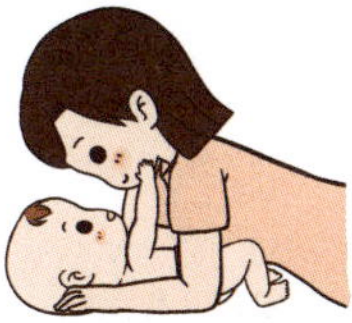

2. 与宝宝面对面坐着玩“躲猫猫”游戏，用毛巾、枕头或双手遮住自己的脸再快速拿开，吸引他注视家人的脸。

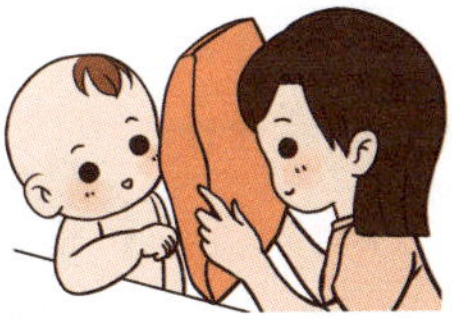

目标：追视家人的移动。

3. 在宝宝面前穿戴鲜艳衣服或头饰，吸引宝宝注视，之后在他两侧一边走动一边不断叫宝宝名字，引导他保持对家人的追视。

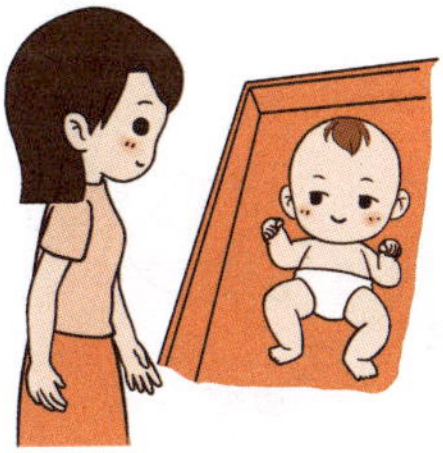

4. 与宝宝玩“躲猫猫”游戏，家人先躲到一边叫他，等宝宝追视后再转到另一边。过程中不断叫宝宝名字，引导他保持对家人的追视。

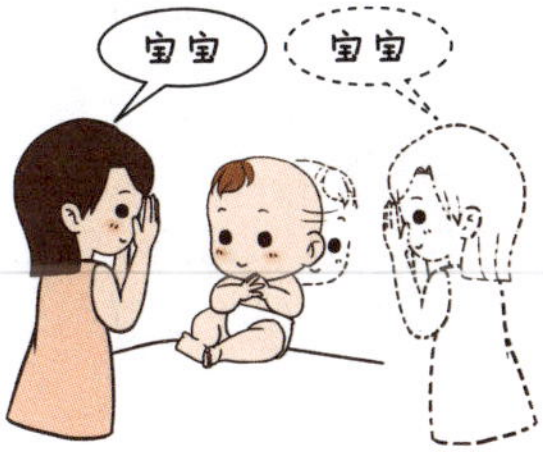

（二）听觉理解

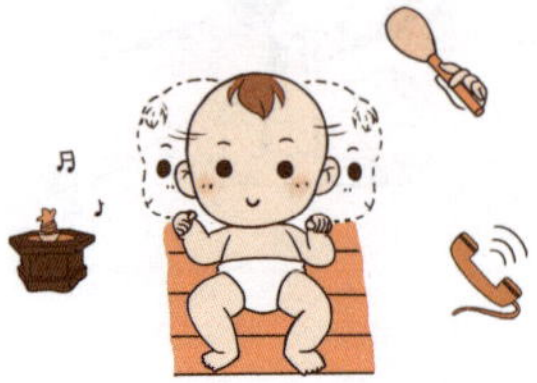

目标：对声音作出反应。

1. 引导宝宝寻找乐器声、动物声和周围环境发出的声音。

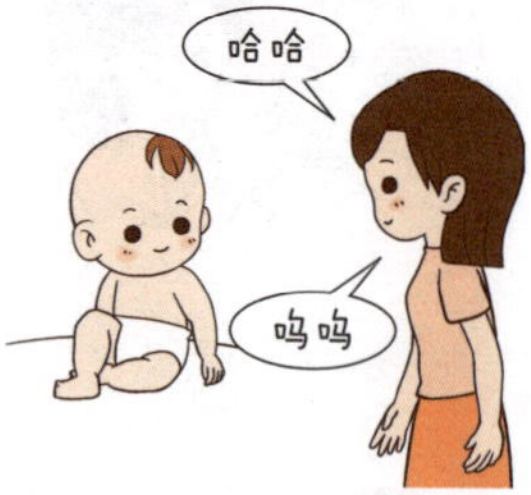

目标：寻找声音来源。

2. 在宝宝身边发出不同的声音，如哭声、笑声、动物叫声等，音调高低各不同。每次转变音调时，要等待宝宝寻找声源。

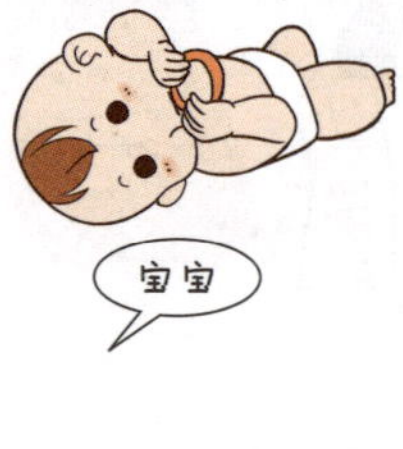

3. 在宝宝背后叫他名字，观察他是否转身寻找声源。如转身注视家人，即拥抱宝宝。

（三）情境理解

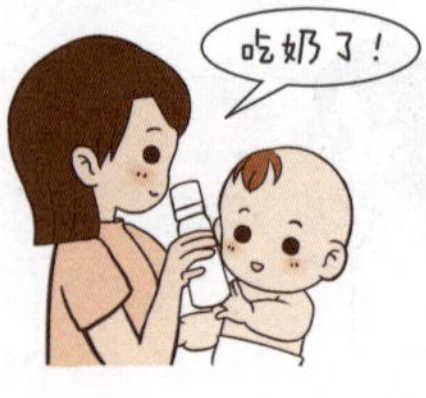

目标：对日常用语作出反应。

1. 喂奶前一边摇晃奶瓶，一边看着宝宝说："吃奶了！"引导他伸手表示要吃奶。

2. 出门前一边拿起宝宝的鞋子，一边对他说："上街了！"引导宝宝走过来让家人为他穿鞋出门。

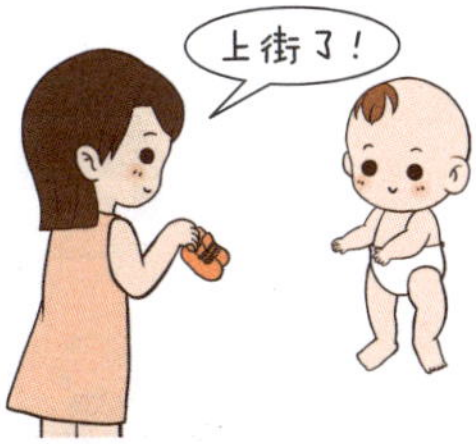

目标：对否定用语作出反应。

3. 与宝宝一起在地垫上玩，如他走出地垫，即对他说："外面脏，不要走出去！"如他继续向外走，家人一边重复说，一边将宝宝带回地垫。

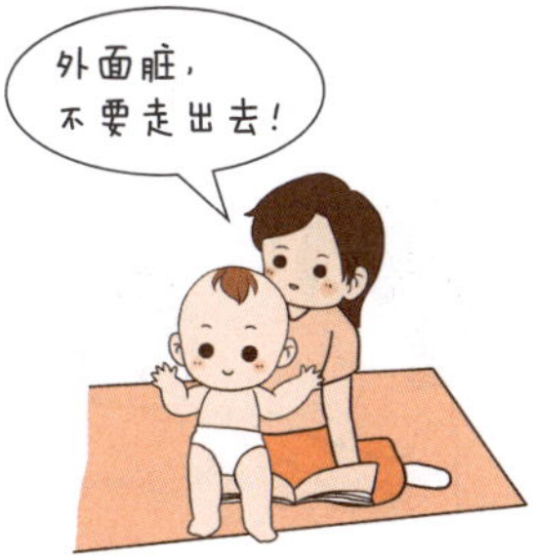

4. 与宝宝一起吃食物，如食物掉到地上，即对他说："掉在地上脏了，不能吃！"如他捡起来要再吃时，家人一边重复说，一边带着宝宝把食物扔到垃圾桶内。

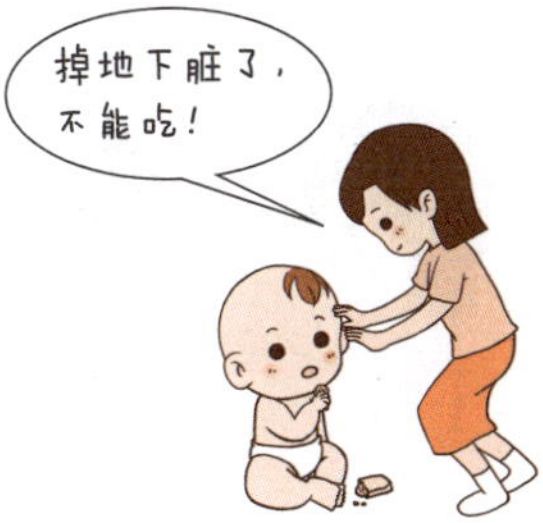

目标：理解简单指令。

5. 与宝宝玩耍，用他喜欢的玩具一边逗引他一边说："宝宝过来！"引导宝宝走向家人。

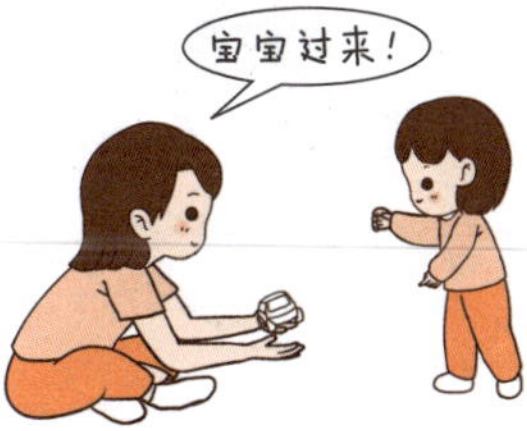

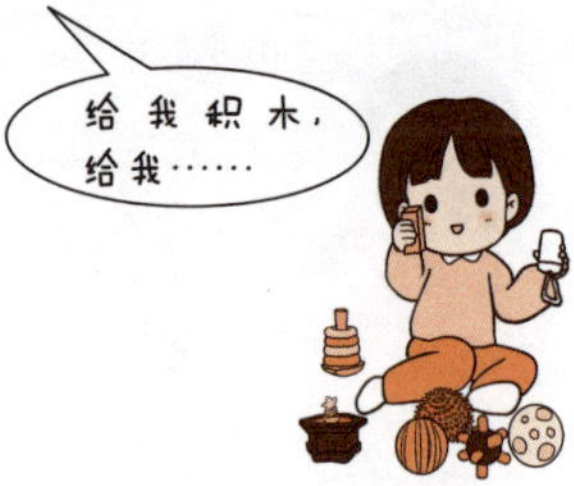

6. 与宝宝玩耍，让他拿起不同的玩具，每拿起一个玩具家人就伸出手说：“给我积木，给我……”引导他一一交出手中的玩具。

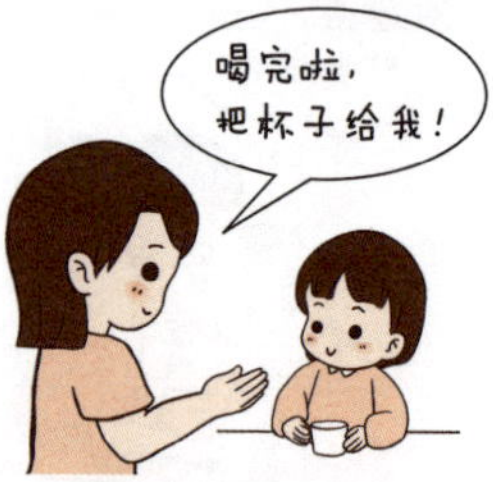

目标：在特定情境中理解指令。

7. 宝宝喝完饮料后，家人一边伸手一边对他说：“喝完啦，把杯子给我！”引导宝宝将杯子交给家人。

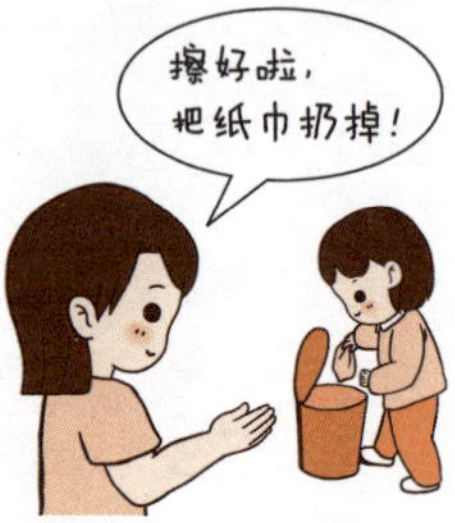

8. 宝宝用完纸巾后，家人指着垃圾桶对他说：“擦好啦，把纸巾扔掉！”引导宝宝把纸巾扔进垃圾桶。

（四）词汇理解

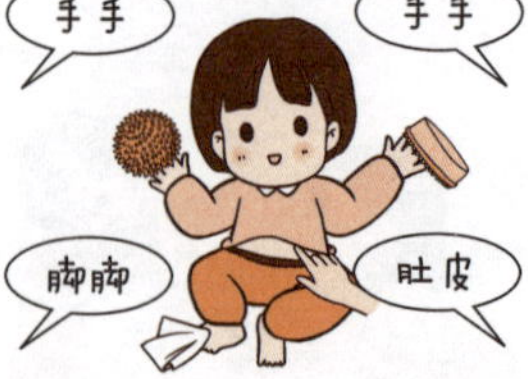

目标：理解身体部位名词。

1. 用宝宝喜欢的感知用品一边触碰他的身体部位，如脸颊、手心、脚掌、腹部等，一边说出该部位名词，教宝宝听到这些名词能指出相应的身体部位。

2. 与宝宝一起拼装玩偶，教他认识玩偶的身体部位，如眼、耳、鼻、头发、手、脚等，并按正确的位置一一拼装起来。

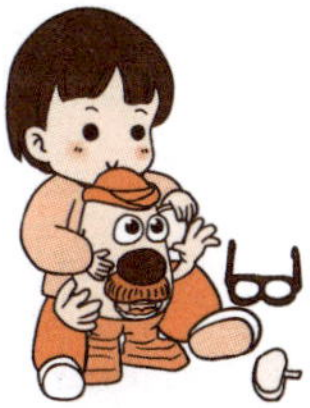

3. 与宝宝一起唱儿歌："我有头、点点头；我有肩、耸耸肩；我有手、拍拍手；我有腿、伸伸腿。"教他按歌词一一做出身体动作。

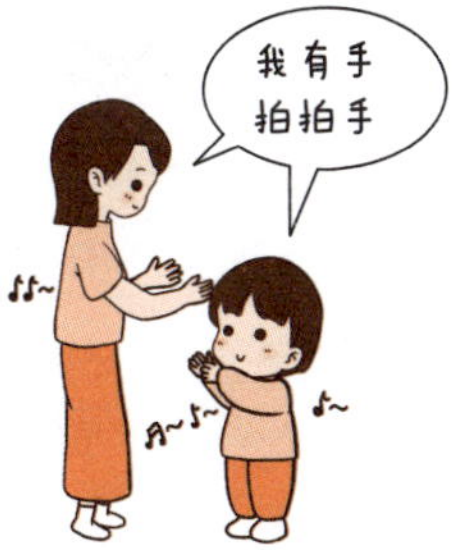

4. 与宝宝一起拼身体部位图，教他把身体各部位放在图中正确的位置上。

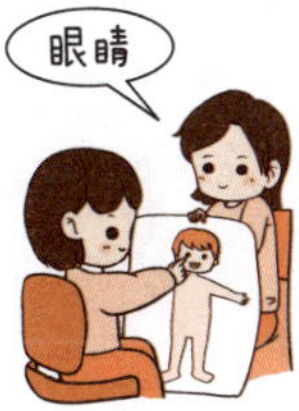

目标：理解简单名词。

5. 在家中，向宝宝介绍常见食物、玩具、衣裤鞋袜、桌椅家具、手机电视等名词，教他听到这些名词能指出相应的物件。

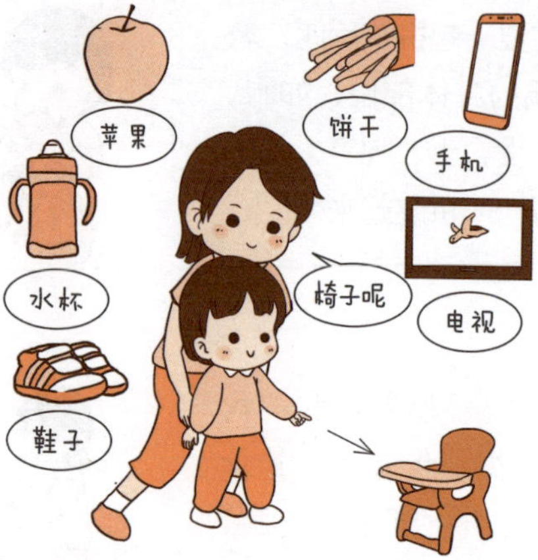

6. 在室外，向宝宝介绍与人打招呼的称谓，常见的交通工具，花草、动物等名词，教他听到这些称谓和名词能指出相应的人和物。

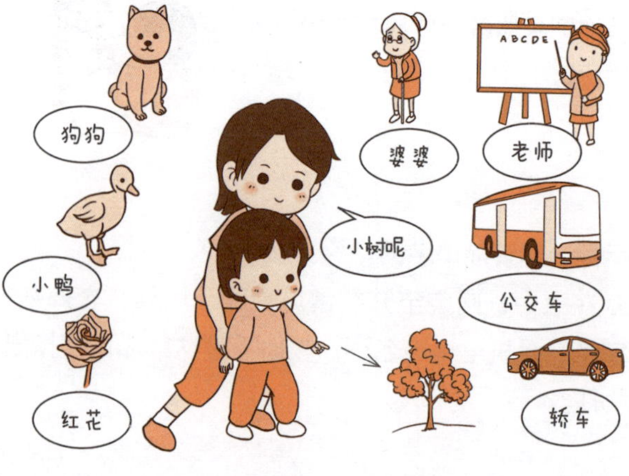

目标：理解常用动词。

7. 当宝宝想拿玩具时，家人要对他说："宝宝拿。"再让他伸手拿，教宝宝理解"拿"的意思。

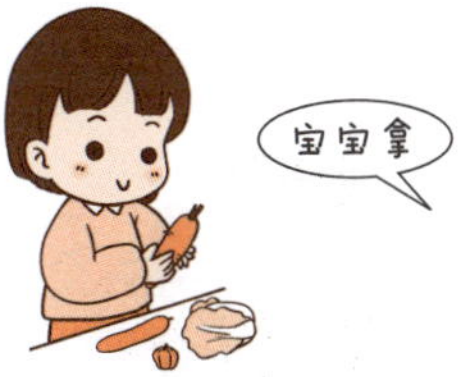

8. 当宝宝玩过玩具后，家人递给他收纳盒说："宝宝放。"教宝宝理解玩过玩具要"放"好。

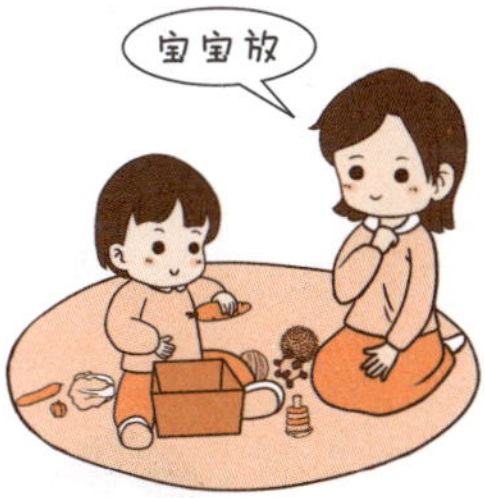

9. 与宝宝一起玩"木偶人"游戏，教他听着歌词做出动作，比如：宝宝吃饭、宝宝喝水、宝宝唱歌、宝宝跳舞等。家人可以随时喊停，停下时宝宝要保持当前动作，家人则根据宝宝动作正确与否打分，不断循环。

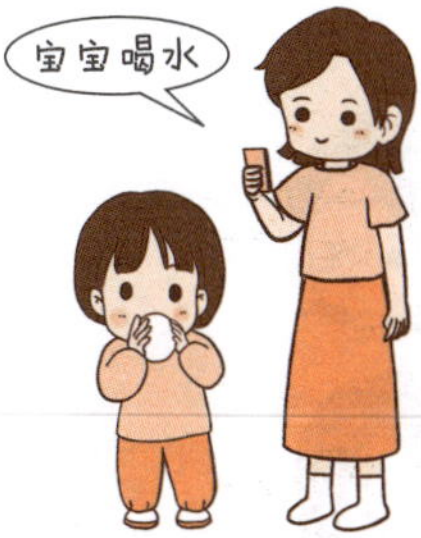

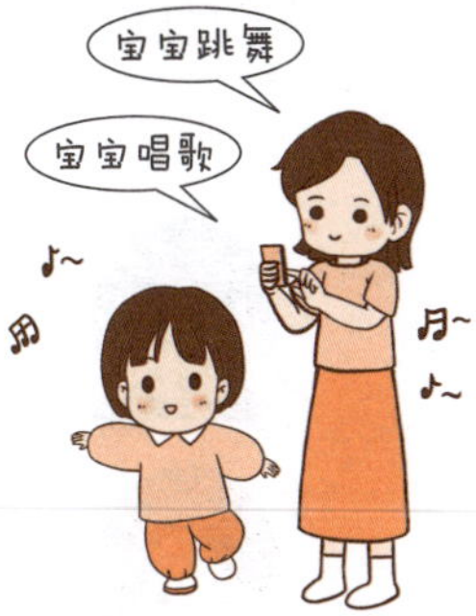

（五）发声表达

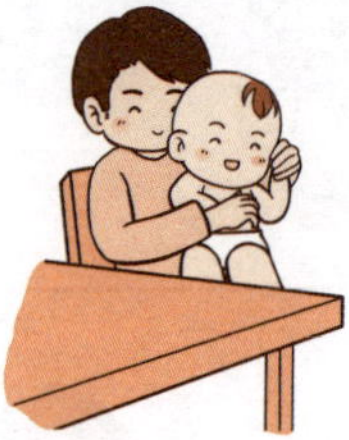

目标：发出各种声音。

1. 与宝宝玩“挠痒痒”游戏，引导他发出声音或笑声。

2. 与宝宝玩“躲猫猫”游戏，引导他发出声音或笑声。

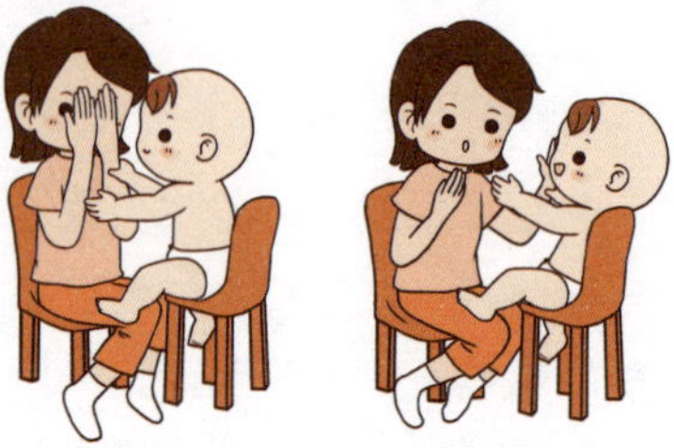

3. 在宝宝面前做出不同表情或怪脸，同时发出笑声或有趣的声音，引导他模仿发声。

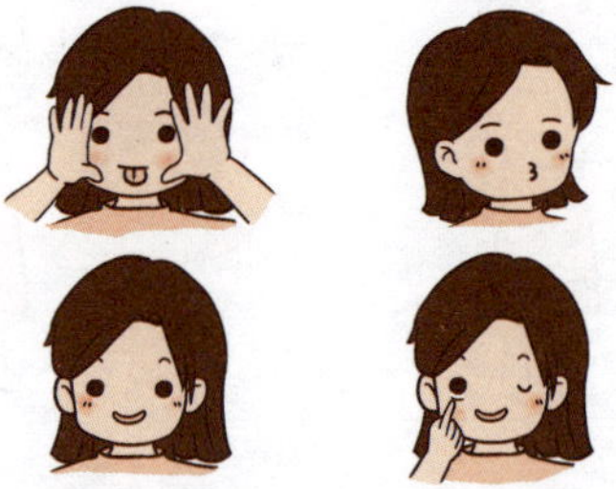

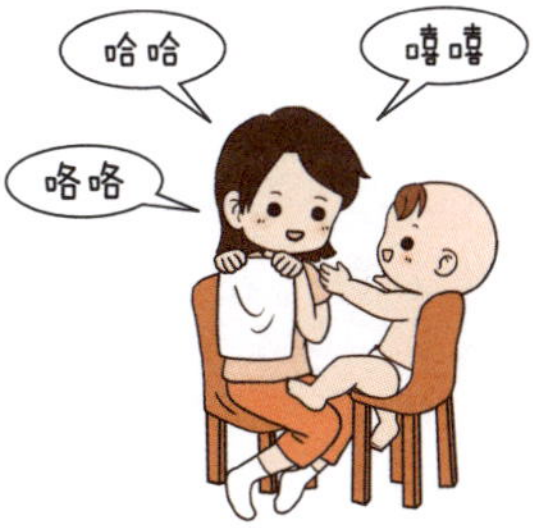

4. 用毛巾遮盖脸，在宝宝面前将毛巾移开，做出笑脸并发出各种快乐的声音，引导他模仿表情和声音。

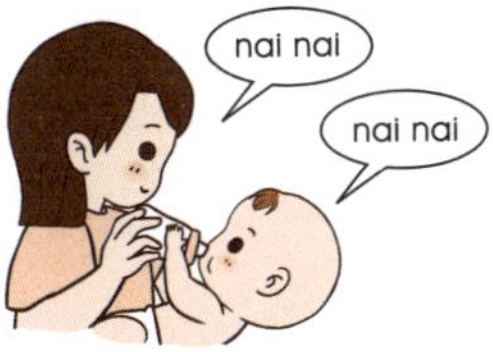

目标：发出特定声音。

5. 喂宝宝吃奶，教他模仿发出“nainai”的声音后，再给他吃。

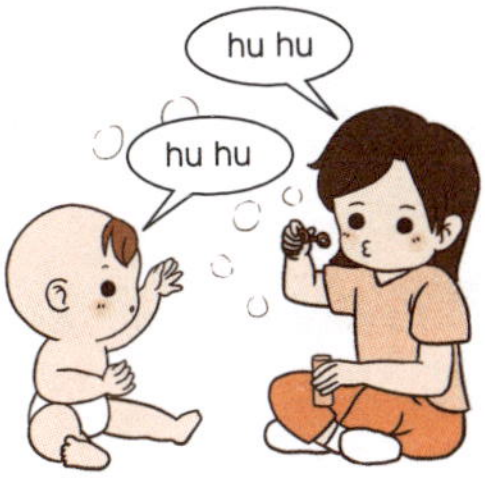

6. 与宝宝玩“吹泡泡”游戏，教他模仿发出“huhu”的声音后，再继续吹。

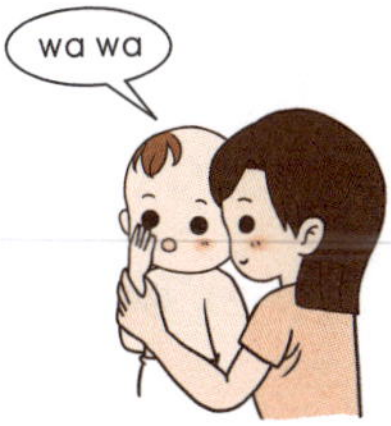

7. 与宝宝一起玩，教他模仿用手轻拍口部，发出“wawa”的声音。

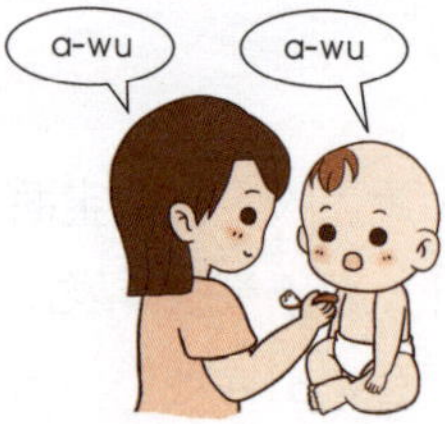

8. 喂宝宝喜爱的食物，教他模仿发出“a-wu”的声音表示很好吃，再继续喂。

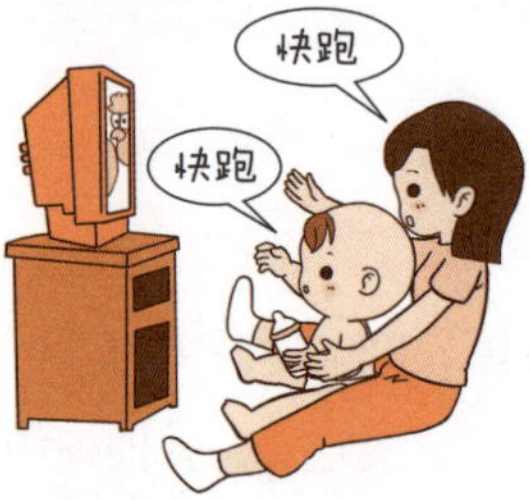

9. 与宝宝一起看动画片，夸张地示范片中人物说话的声音和语调，引导宝宝边看边模仿。

（六）动作表达

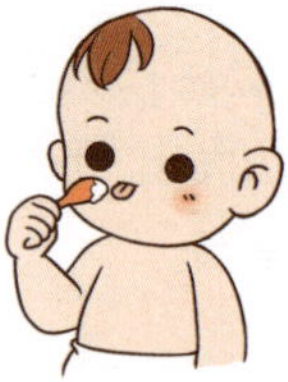

目标：模仿用口部动作表达意思。

1. 用汤匙蘸上宝宝喜欢的食物或果酱，引导他伸出舌头来舔。

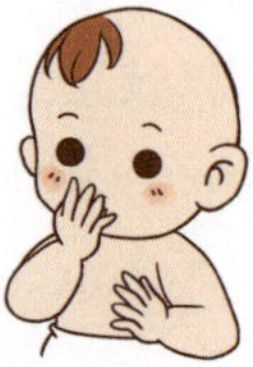

2. 与他人再见时，引导宝宝一边噘嘴一边用手势做飞吻。

目标：模仿用手势、肢体动作表达需求。

3. 在宝宝够不到玩具时，引导他一手指向玩具一手拉着家人的手求助。

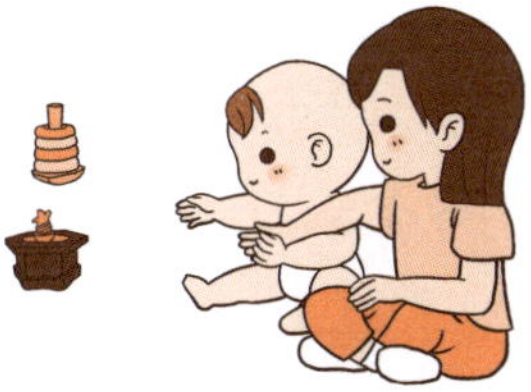

4. 在宝宝面前出示两个玩具，引导他用手指向自己想要的一个。

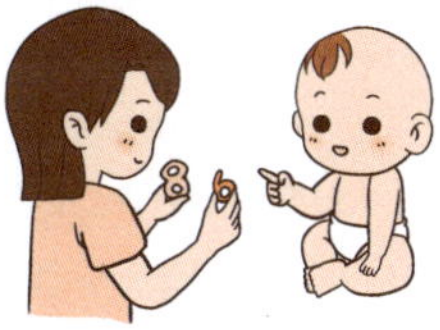

目标：自己用简单手势、肢体动作表达意思。

5. 在与人相处、玩游戏时，引导宝宝用简单手势、肢体动作来表达自己的意思，如“好、抱抱、不要、拜拜”等。

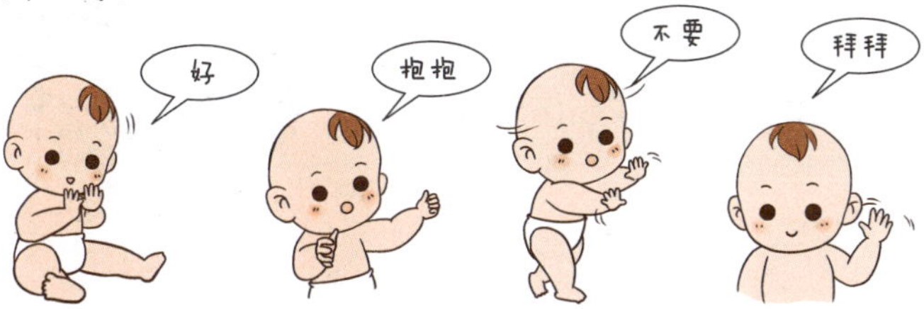

6. 在洗手、吃饭、睡觉、打电话等日常生活中，示范相应的肢体语言动作，引导宝宝自己表达。

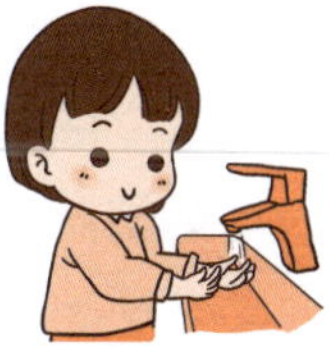

7. 在打雷、声音喧哗的环境中，示范双手捂耳来表示太吵，引导宝宝自己表达。

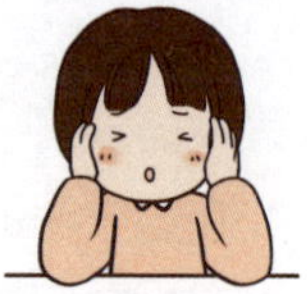

（七）词汇表达

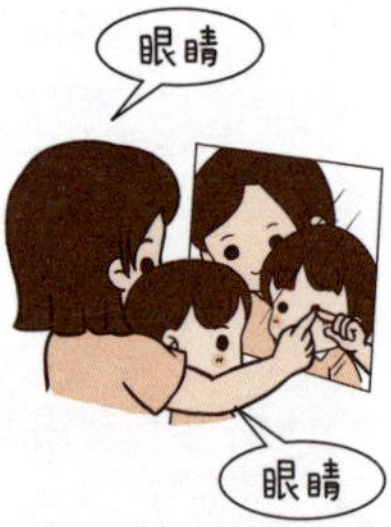

目标：仿说身体部位名词。

1. 与宝宝一起照镜子，用手指着镜中家人和宝宝面部的五官说出名词，教他一一仿说。

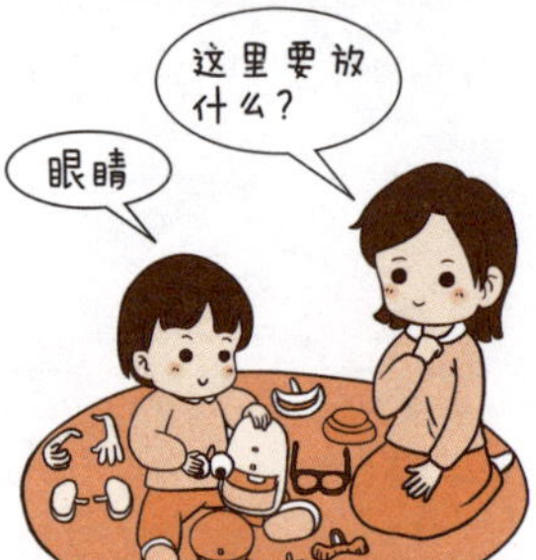

2. 与宝宝一起拼装玩偶，教他一边把玩偶身体各部位放到正确的位置上，一边说出该部位名词，如眼睛、耳朵、鼻子、嘴巴、头发、手、脚等。

目标：仿说简单名词。

3. 与宝宝一起看到什么就指认什么，教他一一说出相应名词，如相册上的家人、各种水果、餐具、车、家具、衣物、动物等。

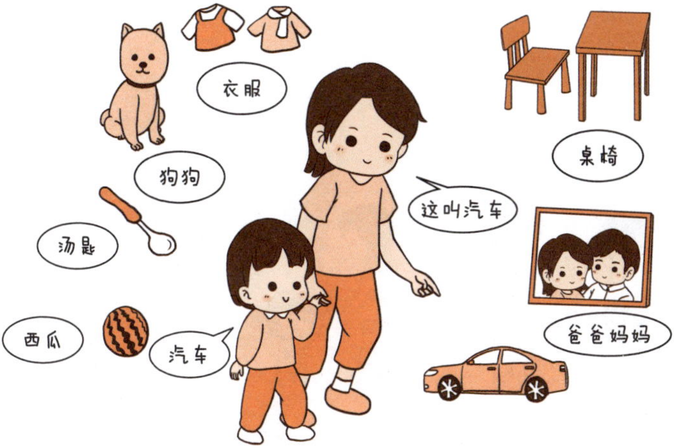

目标：仿说常用动词及主谓短句。

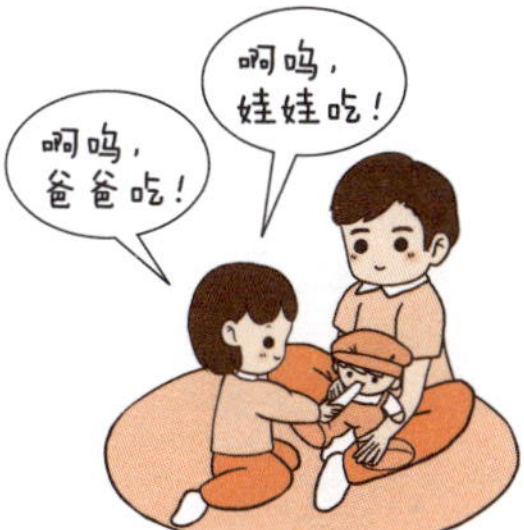

4. 与宝宝一起玩“过家家”游戏，教他用玩具食物假想自己吃、喂娃娃或喂家人吃，一边吃一边说：“啊呜，娃娃吃！啊呜，爸爸吃！”引导宝宝正确仿说。

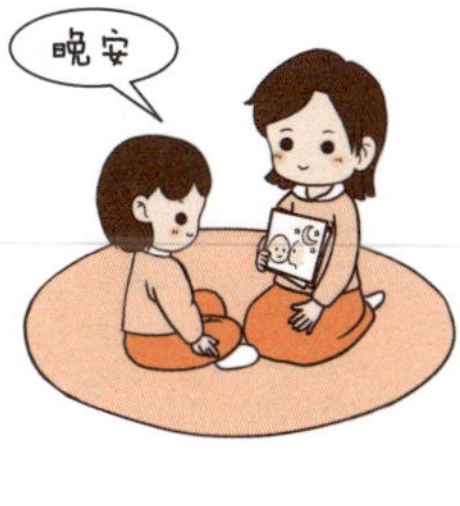

5. 与宝宝一起玩“看图说话”游戏，教他看着图片模仿家人发音说出图中人物动作，如刷牙、睡觉，引导宝宝正确仿说，不断重复后尝试让他自己说。

目标：仿说简单社交用语。

6. 在日常生活的各种场合，教宝宝说社交用语，如遇见邻居、朋友时说："你好！"得到他人帮助后说："谢谢！"分别时说："再见！"

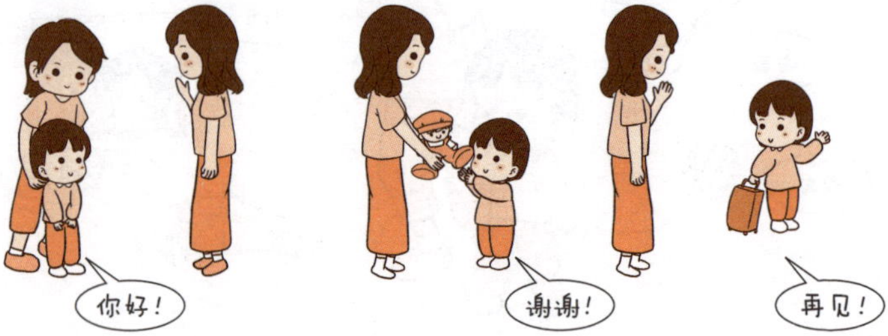

第4章

认知能力发育

认知是人脑加工处理外界信息的过程，是感觉、知觉、注意、记忆、思维等心理活动的综合功能。早期认知发育是依靠直接感觉与肢体运动来认识外界的，宝宝正是通过与外界的接触来理解各种信息，整合积累认知概念。

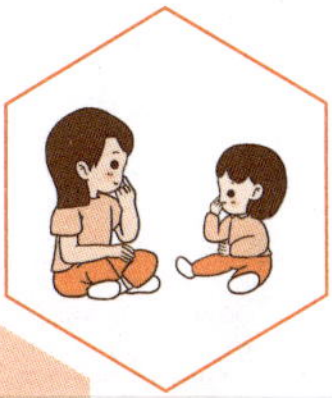

一、认知能力发育里程碑

(一)0～12个月：从懵懂无知到探索世界

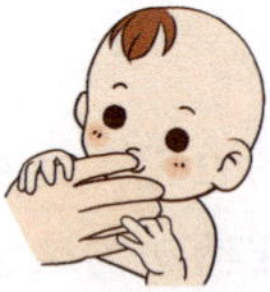

1个月：能接受感觉刺激并作出反射，如吸吮反射、抓握反射，出现头眼协调。

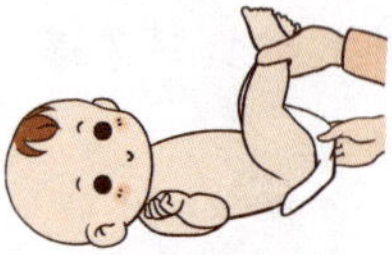

2个月：能记忆相关活动经验，如横抱就会找奶吃，提起双腿换尿布就会停止哭。

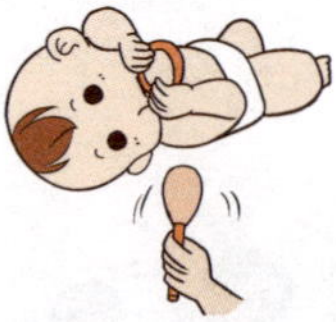

3个月：能感受到妈妈的安抚，会微笑，能转头寻找声源。

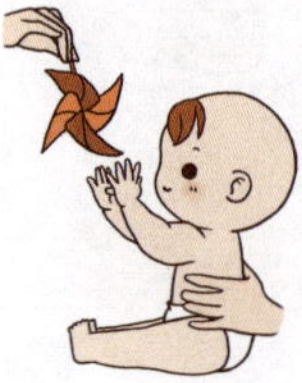

4个月：能用眼睛注视、双手把玩身体前面的物件。

5个月：能东张西望探索陌生环境，周围出现新鲜事物会久视不移。

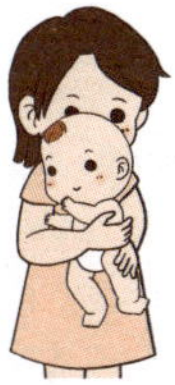

6个月：能伸手取物摆弄，对熟人和陌生人能作出不同反应。

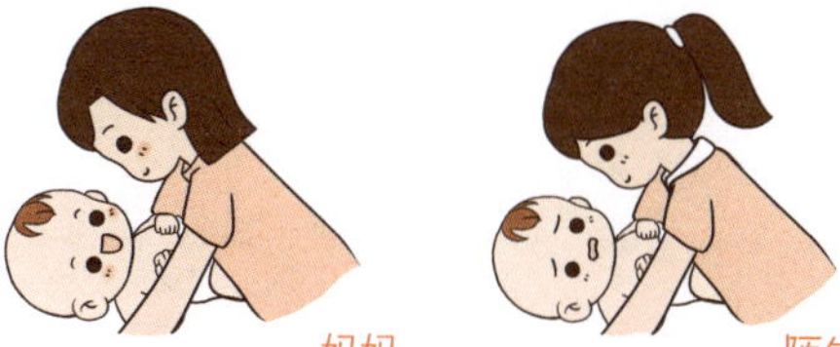

7个月：对呼唤自己名字能作出反应，能模仿家人的发音和动作。

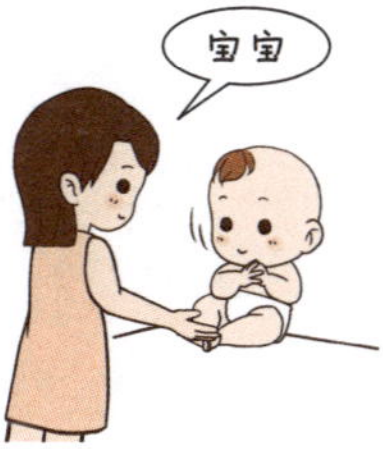

8个月：能辨别语气的意思，对温柔或严厉的语气会作出不同应答。

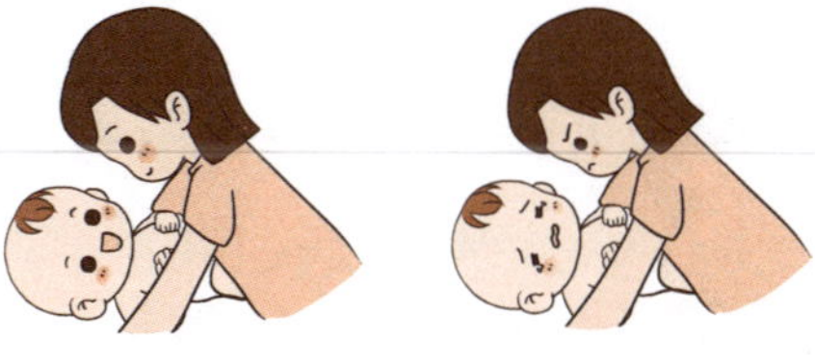

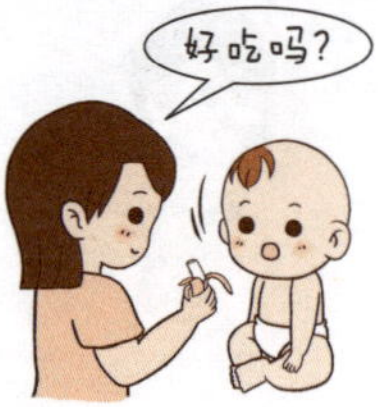

9个月：能在手势和声调提示下理解家人说话的意思，见到熟人要抱。

10个月：能认知物体恒存概念，会寻视不见了的玩具和物件；能认知因果关系，会在穿衣时配合伸手等。

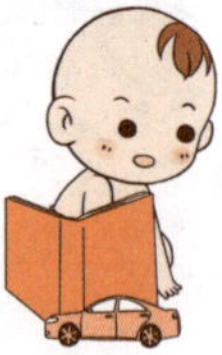

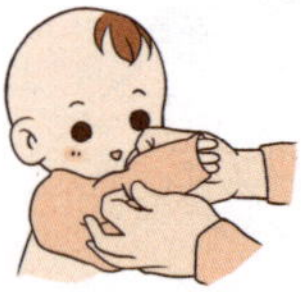

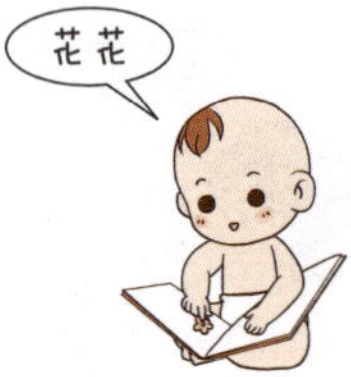

11～12个月：能同时用语言和手势动作来表达并示意自己想要的玩具，能看绘画本。

（二）13～24个月：从探索世界到理解因果

13～18个月：

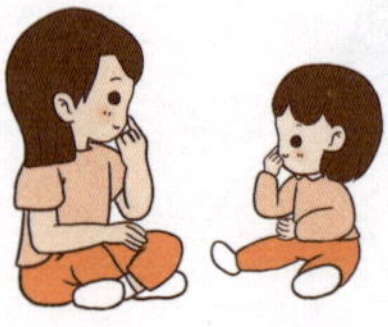

1. 能较好地模仿动作、姿势、口型、面部表情等。

2. 能通过反复尝试学习日常用品的使用方法，如自己捧杯喝水、握勺吃饭等。

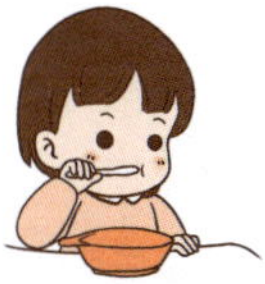

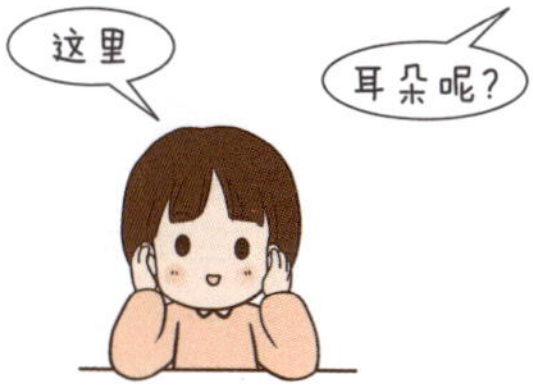

3. 能识别身体部位的名称，如家人问宝宝："鼻子呢？耳朵呢？"宝宝能指出相应部位。

19～24个月：

1. 能把一个活动的多个步骤联系起来，如把打开收纳盒、取珠子、拿绳子、串珠连起来完成。

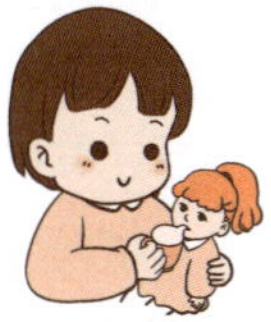

2. 能模仿假扮游戏，如玩"过家家"游戏。

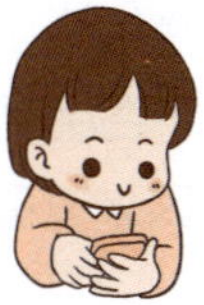

3. 能探索物体的不同功能并尝试使用，如使用手机通话。

4. 能完全掌握物体恒存概念，会自己到各处寻找散落或被藏起来的玩具。

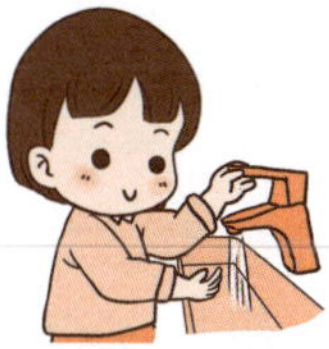

5. 能掌握因果规律及简单空间关系，会自己到洗漱盆边开关水龙头完成洗手过程。

二、认知能力发育落后

（一）落后表现及观察要点

1. 有意识注视落后：大于4个月不会有意识注视及寻找声源，不会有意识注视表情丰富的人脸和移动的玩具，不认识妈妈，被陌生人抱不哭，逗引不笑。

2. 有意识动作落后：大于8个月不会有意识转头寻找一起玩耍躲猫猫的家人，不会自己用手拿着饼干吃、不会用爬行和伸手去够前方的玩具。

3. 物体恒存概念理解落后：大于18个月不会在家人藏起自己正在玩耍的玩具时有意识去寻找。

4. 因果关系理解落后：大于12个月对家人叫自己的名字不反应；大于18个月不会在家人准备食物时表现出安静等待、急于伸手等动作；不会在家人帮助穿衣时配合伸手。

（二）养育误区及相关知识

养育误区：

1. 粗心的父母没有仔细观察宝宝对外界事物的反应，如3个月宝宝看到父母因快乐而发出声音或露出微笑时，父母没有及时应答。殊不知，此时给予亲切的语气和丰富的表情能充分激发宝宝的快乐情绪。

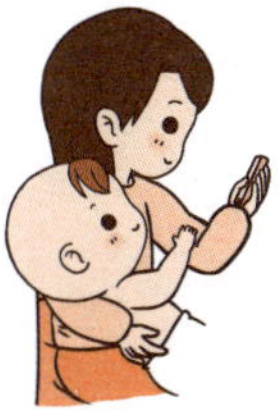

父母看手机没有及时应答宝宝

2. 忙碌的父母没有在宝宝早期认知发育过程中花时间陪伴和教育，如没有教宝宝认识自己和周围环境中的人物，或没有教宝宝观察自然界的五彩缤纷。殊不知，父母的陪伴和教育对宝宝的认知发育至关重要。

3. 懒惰的父母经常把电视机和iPad作为宝宝的玩伴，没有亲自与宝宝对话交流或一起玩耍。殊不知，父母为宝宝付出自己的情感、付出自己的关爱对宝宝的认知发育非常有利。

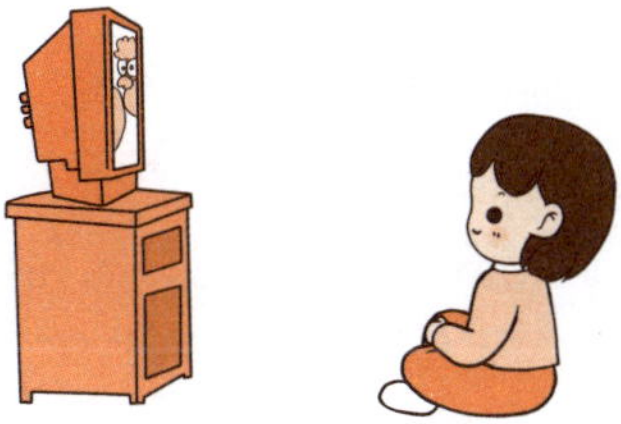

宝宝将电视机当玩伴

相关知识：

早期的认知发育不是靠被动灌输获得，而是靠宝宝自己主动直接感觉与肢体运动来认识外界。创造安全的周围环境和丰富的学习机会、提供情感安抚和支持鼓励对宝宝的认知发育相当重要。

三、认知能力家庭训练

宝宝的认知能力同时受遗传与环境因素的影响。早产导致的先天不足是认知发育的不利因素，而在成长过程中增加与周围环境的接触能习得各种经验，因为外界信息的不断刺激能促进大脑自我修正和调适的过程，当大脑进行不断自我协调和整合时，宝宝构思系统的质量就得以增长，认知能力也因此不断提高发展，所以家人要学会利用各种玩具、创造各种情境来训练和培养宝宝。

在认知训练过程中，早期的感知觉训练十分重要，家人在给予感觉刺激时的强度应由轻到重，刺激频率不可过高。在给予温度刺激时，需在冷、热敷袋外面包裹毛巾，以免过冷或过热。在给予光刺激时，需观察宝宝对不同光亮的反应，如有异常表现要引起注意。

(一)视觉感知

目标：感知灯光。

1. 将房间灯光调暗，用小手电或手机在宝宝眼前约50 cm处打开，注意不可直接照宝宝的眼睛，观察他对灯光的反应，如眨眼、睁大眼睛、面部表情变化等，根据宝宝的反应在25～50 cm移动光源。

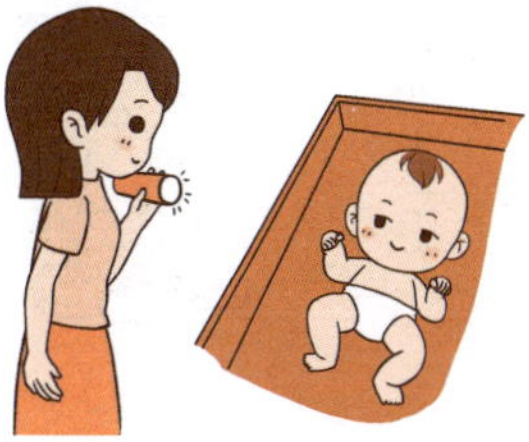

目标：短时注视眼前物体。

2. 在自然光环境中，把会动的玩具如风车等放在宝宝眼前约25 cm处，观察他能否保持注视数秒，也可用发光玩具进行尝试。

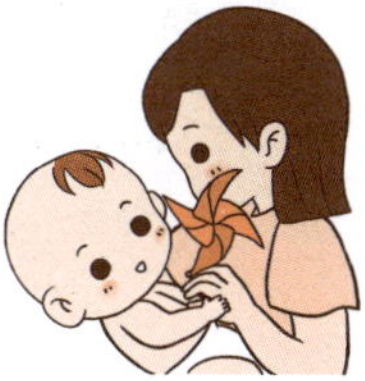

目标：追视移动的物体。

3. 将一个色彩鲜艳的玩具拿给宝宝看，从中间缓缓向左右两边移动，引导他追视，观察宝宝能否看向该玩具。

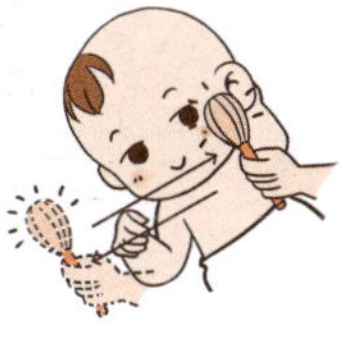

4. 将一个小球放在托盘上，轻轻把托盘向两侧倾斜，使小球向前后左右滚动，引导宝宝追视。

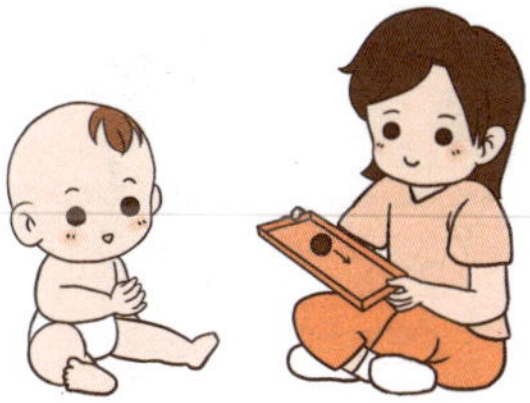

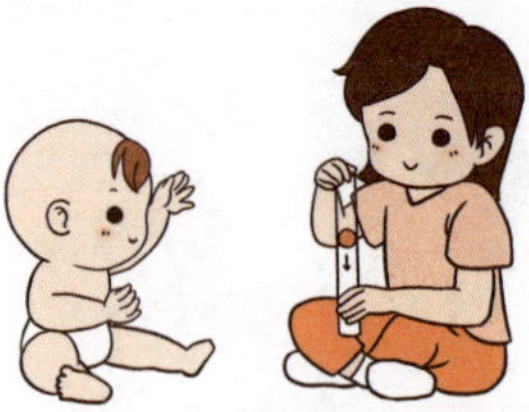

目标：追视快速移动的物体。

5. 将一个装有小球的管筒拿给宝宝看，上下移动管筒，引导他追视筒内快速滚动的小球。

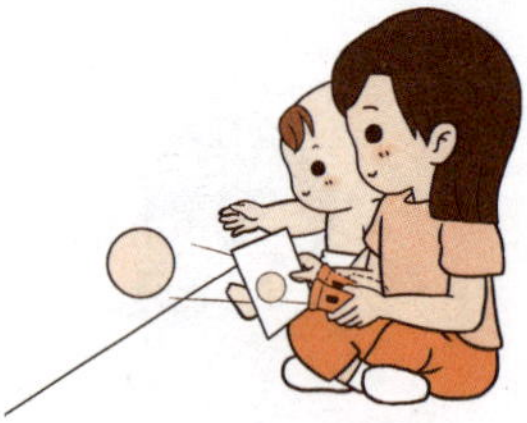

6. 将房间灯光调暗，用彩色透明纸放在手电前开亮，让光影照射到桌上或墙上，快速上下左右移动手电，引导宝宝追视。移动速度可根据他的追视能力调整。

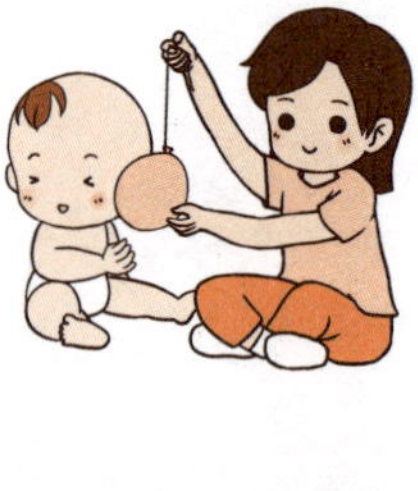

目标：躲避快速靠近眼前的物体。

7. 将气球悬吊在宝宝面前，快速推向他，观察他的反应，引导宝宝学习躲避。

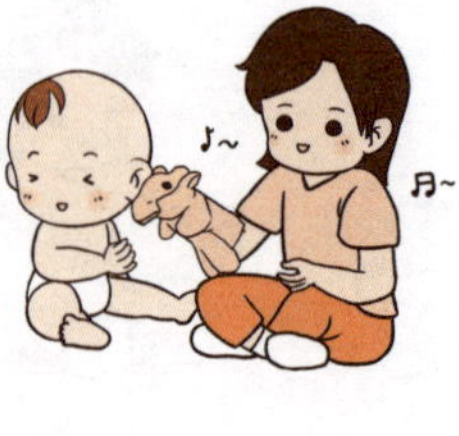

8. 将儿歌结合手偶与宝宝玩游戏，边唱儿歌边将手偶不时快速凑近他眼前，观察他的反应，引导宝宝躲避靠近的手偶。

目标：交替注视两个不同位置的物体。

9. 选择两个宝宝喜欢的玩具，先将玩具A放在宝宝面前，引导他注视；接着把玩具B放在与玩具A旁约25 cm处，之后拿走玩具A，引导宝宝注视玩具B；再把玩具A放回原来的位置，同时拿走玩具B，再引导宝宝注视玩具A；反复交替引导。

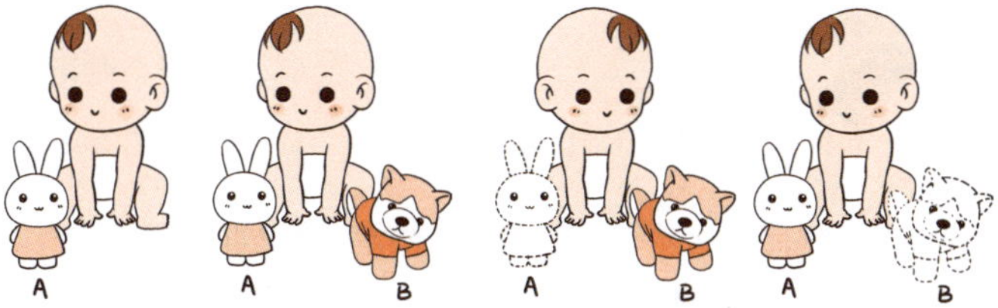

目标：长时注视眼前物体。

10. 在宝宝进食前，把食物和餐具放在他面前约25 cm处，让他先看着食物保持3秒、5秒或更长时间再喂食，不断引导宝宝在进食过程中专注于食物及餐具。

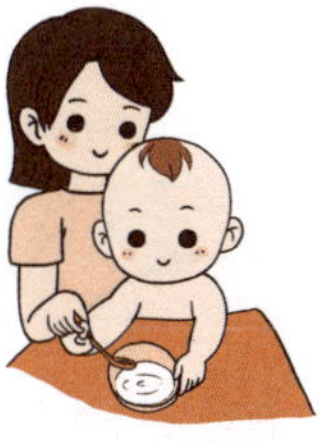

11. 将视觉发育激发卡片放在宝宝面前约25 cm处，保持5～10秒，引导他对卡片画面的变化保持注视。

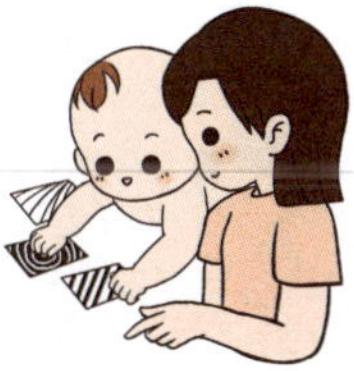

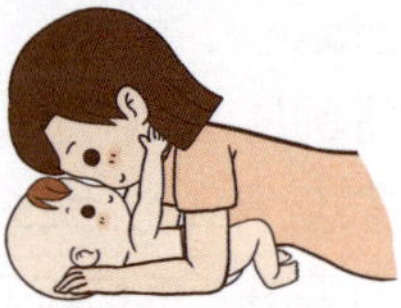

目标：识别人脸。

12. 与宝宝面对面、鼻子碰鼻子逗他高兴，在愉快的亲子互动中注意眼神交流，引导宝宝熟悉家人的脸。

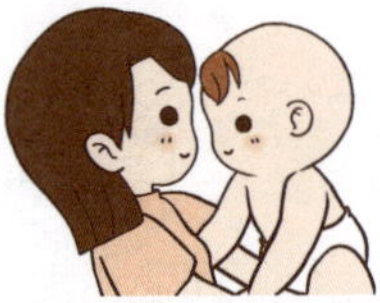

13. 家人轮流与宝宝面对面说话、做怪脸逗他高兴，引导他与不同家人互动，熟悉不同家人的脸。

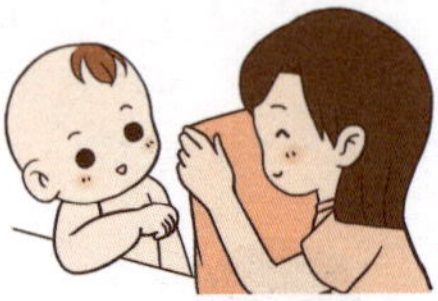

目标：观察周围人物。

14. 与宝宝玩“躲猫猫”游戏，边唱儿歌边用毛巾遮挡他的视线，家人从毛巾的左右两旁露出笑脸，引导宝宝注视观察。

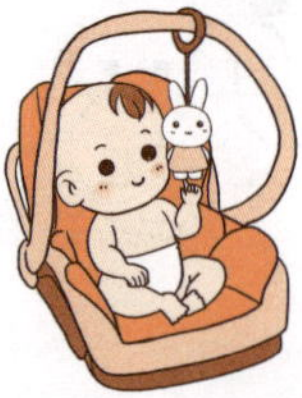

15. 将玩具悬吊在宝宝座椅上方，让他坐着随时能看到，也可在他身边打开电动玩具，引导宝宝注视观察。

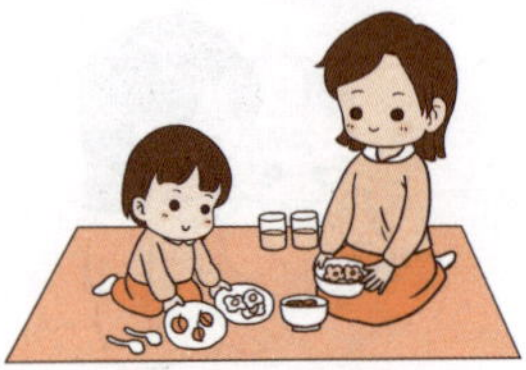

目标：辨认日常用品。

16. 与宝宝玩“过家家”游戏，教他辨认过家家玩具的名称和用途，如用杯子喝水、用勺子吃饭。

17. 在日常生活中教宝宝辨认各种日常用品，如手机铃响时问他："手机呢？"引导宝宝拿起手机。

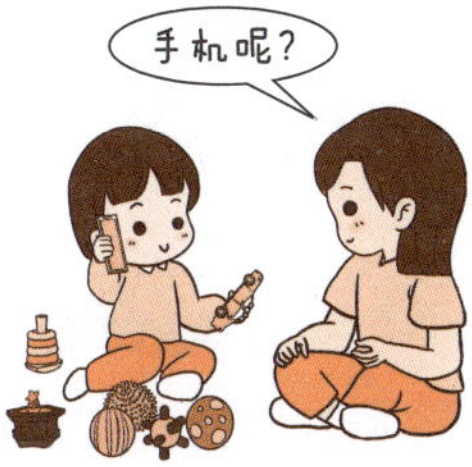

目标：辨认熟悉的人物图片。

18. 将家人的相册给宝宝翻看，先在旁逐一介绍妈妈、爸爸、宝宝……之后问他："哪一个是妈妈？"引导宝宝正确辨认家人。

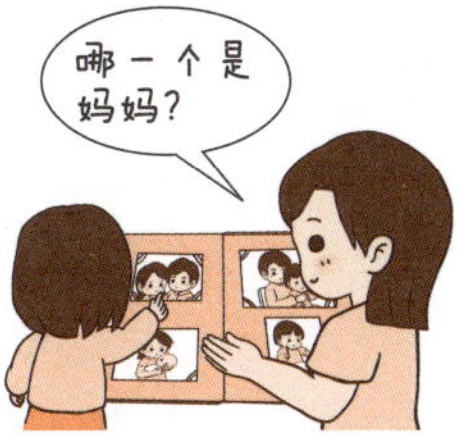

19. 将常用的物件图片给宝宝翻看，先在旁逐一介绍奶瓶、水壶、杯子……之后问他："哪张图是奶瓶？"引导宝宝正确辨认熟悉的物件。

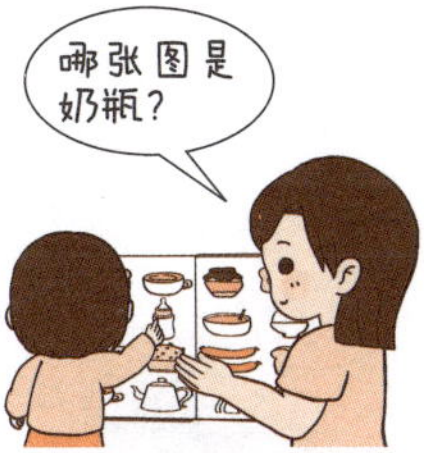

目标：辨认自己的物件。

20. 将宝宝的鞋子与家人的鞋子放在一起，引导他从中找出自己的鞋子，之后给他穿上。

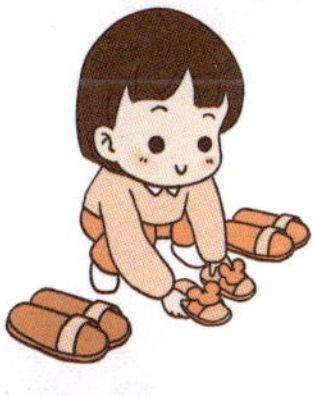

21. 将宝宝的杯子与家人的杯子放在一起，引导他从中找出自己的杯子，之后倒入饮料给他喝。

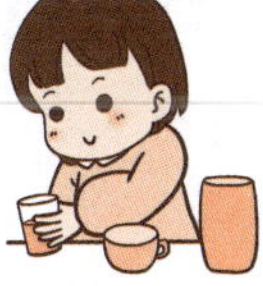

（二）听觉感知

目标：感知声音。

1. 在宝宝不注意时，家人制造突发声音如摇动铃铛，观察他是否会安静下来寻找声源，如宝宝不反应，可用铃铛轻触他的脸，并在他眼前摇动，引导他注意声源。

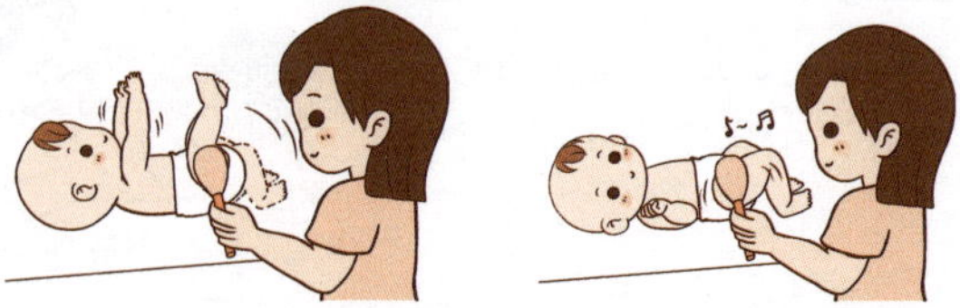

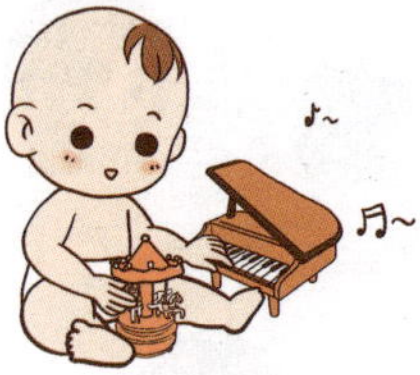

2. 让宝宝听不同的音乐、玩不同的发声玩具，如播放各种儿童歌曲、玩小钢琴和音乐盒等，引导他对不同的声音产生兴趣。

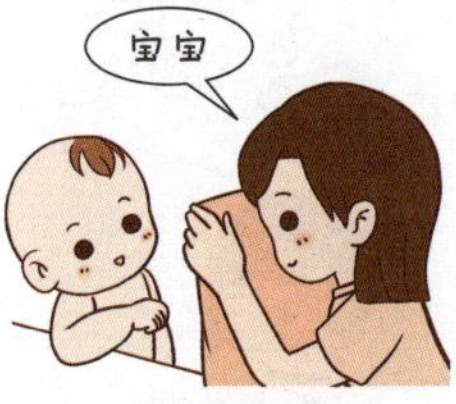

目标：辨认家人声音。

3. 与宝宝玩“躲猫猫”游戏，家人先在宝宝当面叫他，之后用毛巾遮挡自己的脸，再叫宝宝，待他作出反应才移开毛巾，让他熟悉家人的声音。

4. 与宝宝玩“躲猫猫”游戏，妈妈躲起来说：“宝宝来找妈妈啊！”引导他听到妈妈的声音转身看过来。

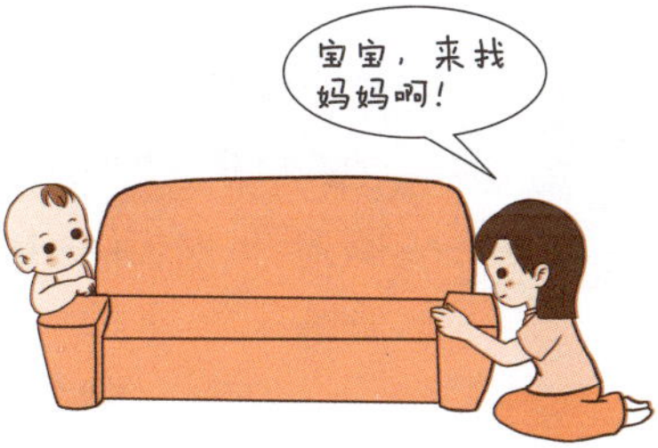

（三）触觉感知

目标：感知体表触觉。

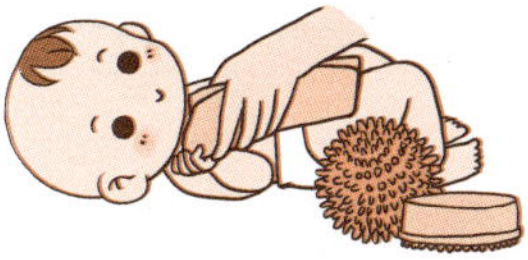

1. 用触觉球、软刷、毛巾等轻轻触碰宝宝身体的不同部位，如脸颊、嘴边、手心、脚掌等，观察他的反应。

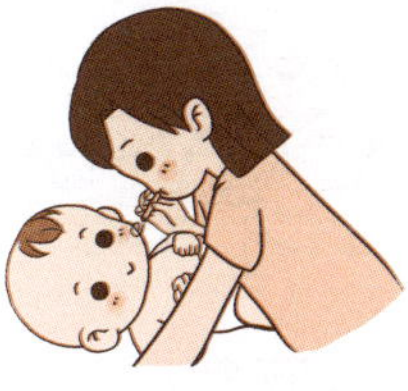

2. 用吸管向宝宝身体的不同部位轻轻吹气，如脸颊、肢体、手心、脚掌、腹部等，观察他的反应。

目标：感知体表不同触觉。

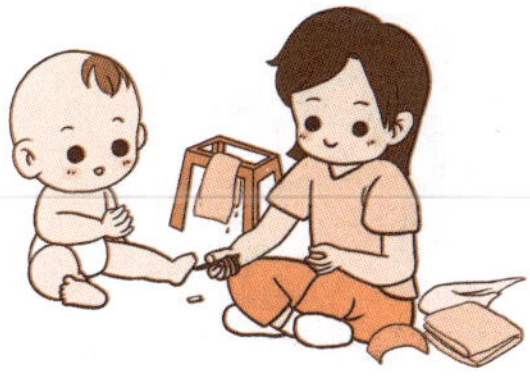

3. 用笔尖与笔帽、湿毛巾与干毛巾、丝巾与砂纸等轻轻触碰宝宝身体的不同部位，如脸颊、肢体、手心、脚掌等，观察他的反应。

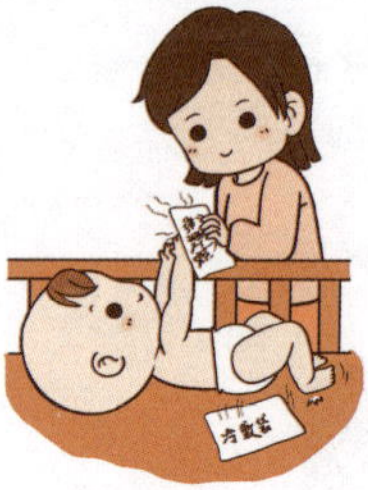

目标：感知体表温度觉。

4. 用冷热敷袋轻轻触碰宝宝的脸颊、手心或脚掌等身体部位，注意不能过冷或过热，观察他的反应，如面部表情改变、转脸避开、伸手去触摸、缩回手脚等。

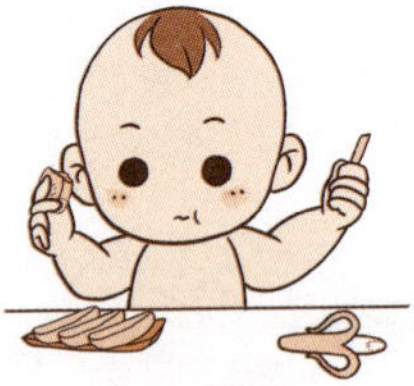

目标：感知口舌触觉。

5. 给宝宝尝试牙胶棒、手指饼干、苹果条、香蕉片等质感不同的食物，观察他咀嚼食物的力度及面部表情。

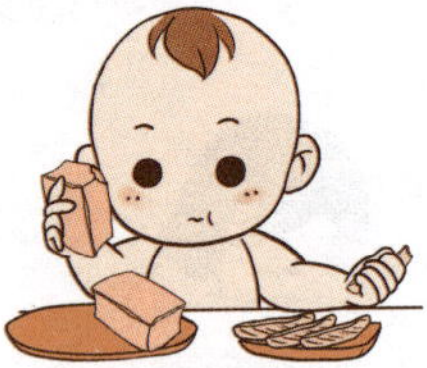

6. 给有牙的宝宝尝试清蛋糕和条状甜薯干，观察他对两种软韧不同食物的咀嚼反应，之后再出示这两种食物，让宝宝选出他喜爱的一种。

（四）味觉感知

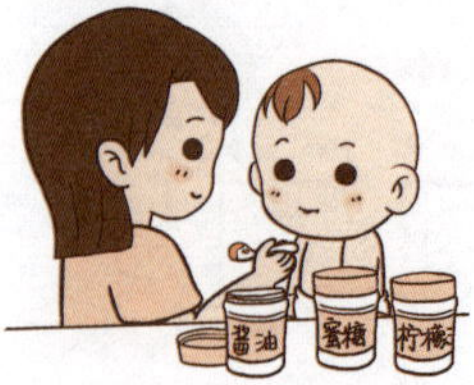

目标：感知不同味道。

用筷子或汤匙，沾上不同味道的食物，如酱油、蜜糖、柠檬汁等，让宝宝逐一尝试，观察他的反应。

（五）嗅觉感知

目标：感知不同气味。

用瓶盖带小孔的瓶子，分别装入不同气味的调料，如香醋、料酒、大蒜、香料等，让宝宝逐一嗅气味，观察他的反应。

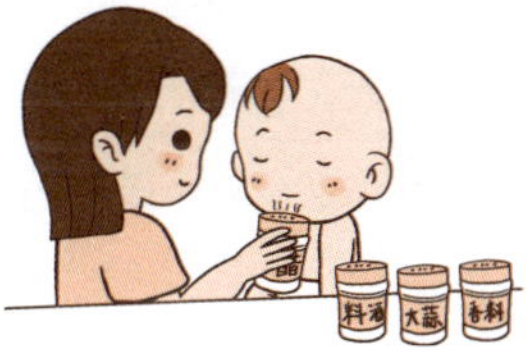

（六）发现因果

目标：发现哭声可得安抚。

1. 宝宝哭闹时，家人即抱起他，亲吻、轻拍背部安抚他，让宝宝感受因此带来的舒适和安全感。

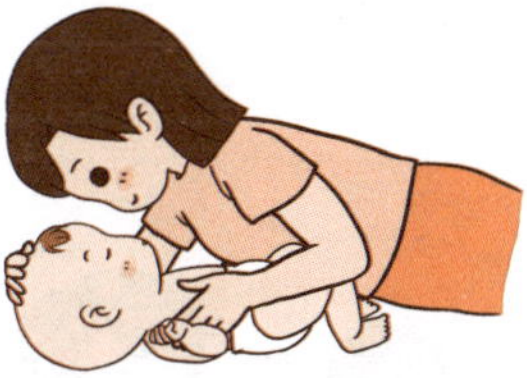

2. 宝宝哭闹时，家人即哼唱儿歌、播放音乐、给他喜欢的玩具，逗引安抚他，直到宝宝停止哭闹。

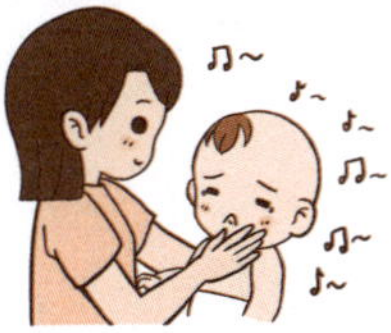

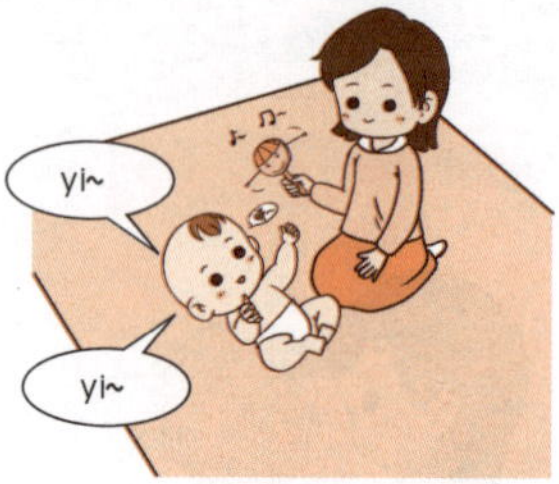

目标：发现动作、声音可重复有趣的事物。

3. 用发声玩具吸引宝宝注意，在他面前发出声音，引导宝宝做出动作或发出咿呀声音来表示想继续玩，之后继续。

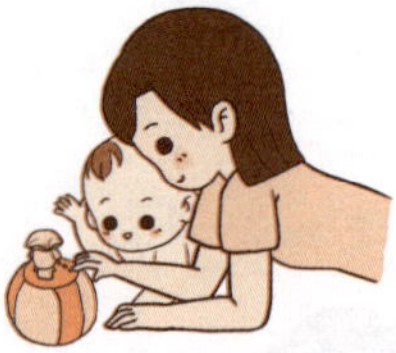

4. 用按钮玩具吸引宝宝注意，在他面前弹出玩偶，引导宝宝做出动作或发出咿呀声音来表示想继续玩，之后继续。

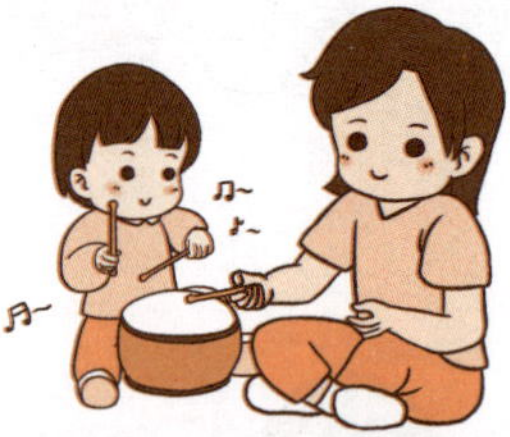

目标：发现动作能直接引出结果。

5. 示范用手或鼓槌敲鼓，接着把槌及鼓放在宝宝身边，引导他模仿敲打。

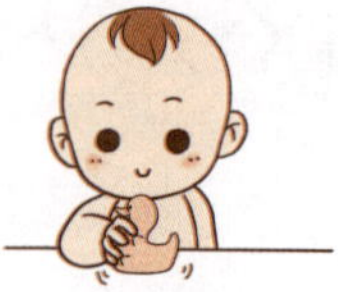

6. 示范按压发声鸭子，接着把鸭子放在宝宝身边，引导他模仿按压。

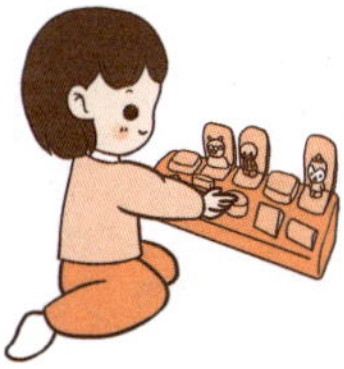

目标：发现机械操作能引出结果。

7. 示范用手指点拨按钮玩具，引导宝宝模仿点拨按钮，使玩具发光发声或弹出摆动。

8. 示范不同触发效果的玩具，引导宝宝自己触发，如按下发光小兔开关、摇动发条玩具手柄。

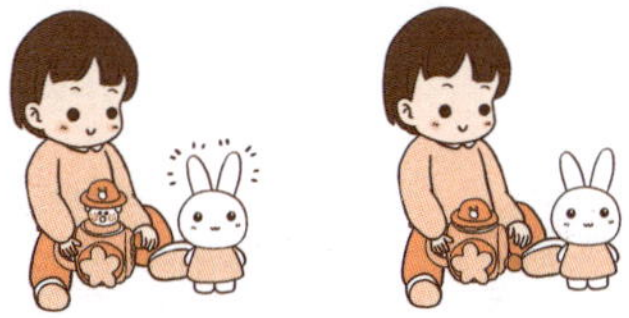

目标：发现物体本身能引出结果。

9. 把摇铃放进布袋，在宝宝面前摇晃布袋发出声音，看他能否自己摇晃布袋让摇铃发出声音，或引导宝宝自己把手伸进布袋取出摇铃摇响。

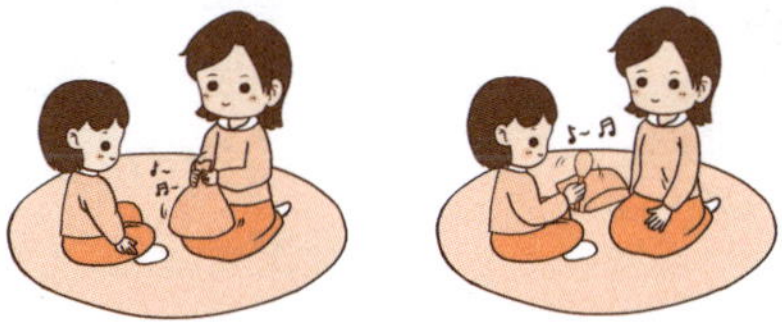

目标：发现求助他人能引出结果。

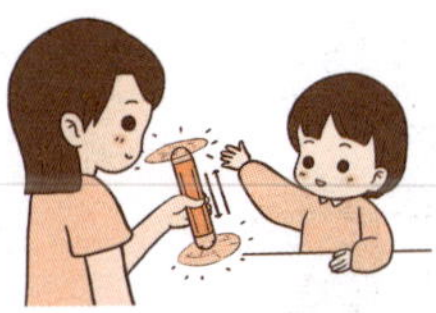

10. 与宝宝一起玩耍时暂停，引导他发声或用动作向家人要求继续，之后再继续与他玩。

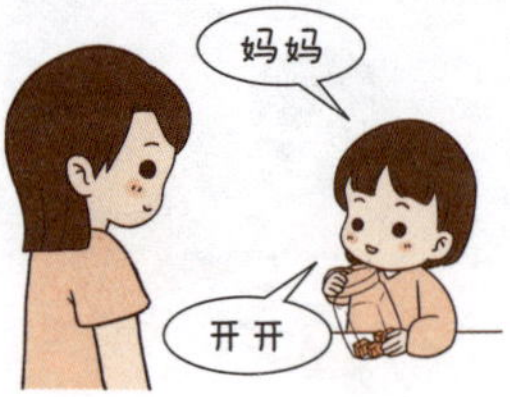

11. 将宝宝喜欢的玩具放进容器内，引导他发声或用动作向家人求助要拿，之后才拿给他。

（七）尝试因果

目标：认知物体之间关系，用简单动作达到目的。

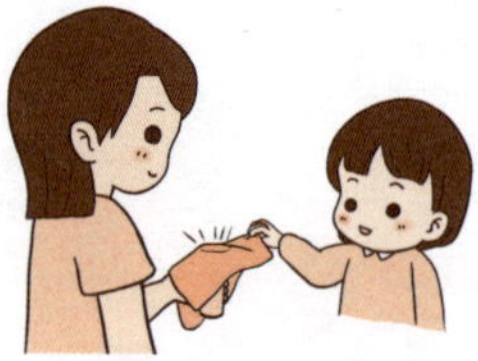

1. 用毛巾将打开的手电光遮住，露出少许光源，吸引宝宝注意，引导他伸手揭开毛巾找出光源。

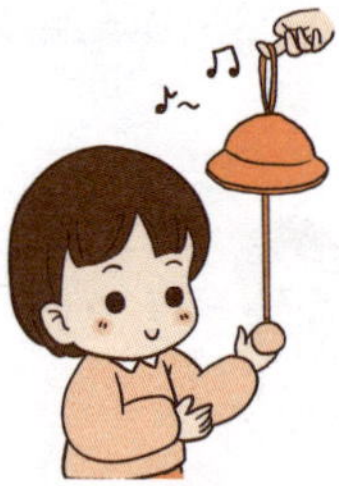

2. 拉动音乐盒的绳子使其发声，吸引宝宝注意，观察他的反应，引导宝宝找到音源后自己拉动绳子使音乐盒发声。

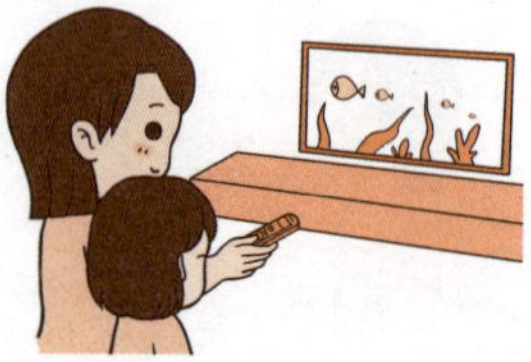

3. 示范用电视遥控器开关电视，之后把遥控器交给宝宝，引导他模仿按遥控器上的按钮开关电视。

4. 示范用玩具对讲电话与宝宝通话，当对讲电话发出声音时，引导他拿起来与家人通话。

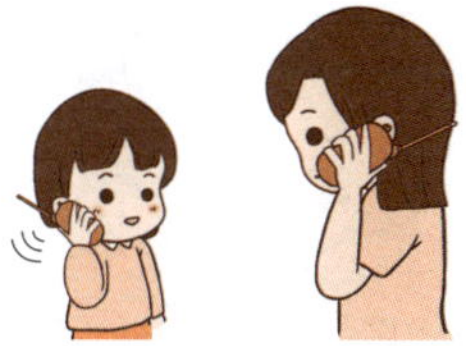

（八）物体恒存概念

目标：发现物体从原来位置消失。

1. 在宝宝面前用毛巾遮盖住他正在玩的玩具，如布娃娃、小汽车等，观察他的反应，看他是否会保持沉默，并盯着毛巾看一会儿。

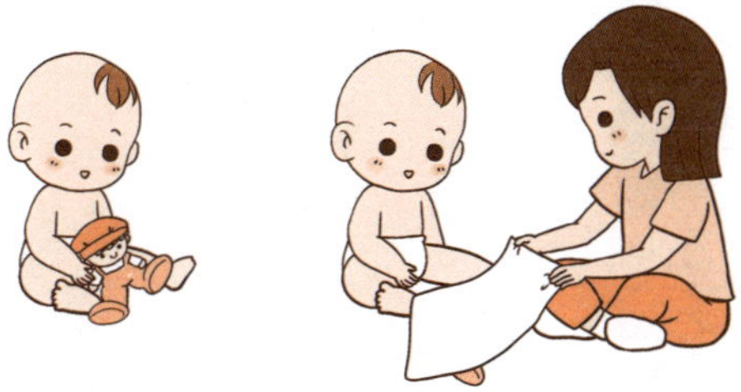

目标：使消失的物体重现。

2. 家人握着宝宝的手，与他一起用毛巾将玩具小汽车盖住，再一起拿开毛巾露出小汽车。

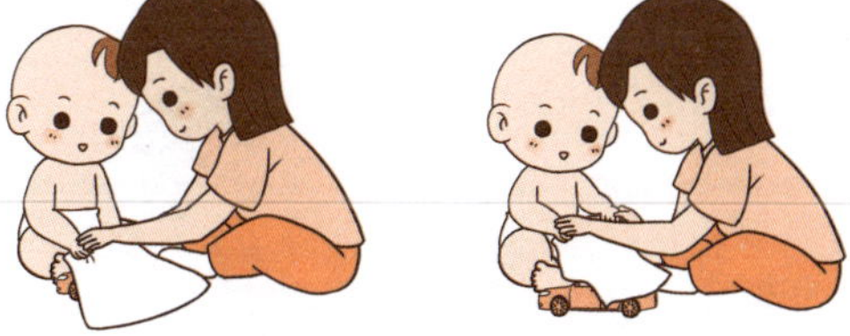

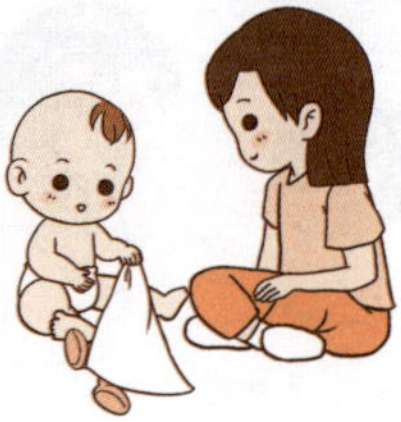

3. 家人握着宝宝的手，与他一起用毛巾将布娃娃盖住，观察宝宝能否自己把遮盖布娃娃的毛巾拿开，并重新拿起布娃娃玩。

目标：取出面前被盖住的物体。

4. 在宝宝面前拿出他爱吃的饼干，将饼干放入盒子，把盖子半盖或全部盖上，之后问宝宝："饼干呢?"引导他自己打开盖子拿出饼干。

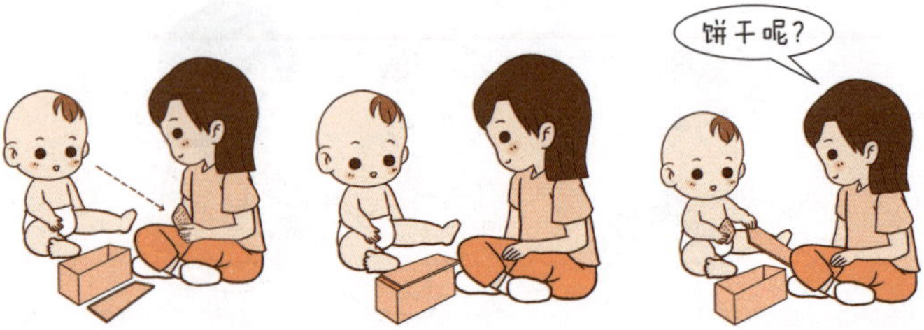

目标：拿回远处被遮挡的物体。

5. 在宝宝面前开动遥控车，将遥控车停到柜子后面，引导他过去拿回来。

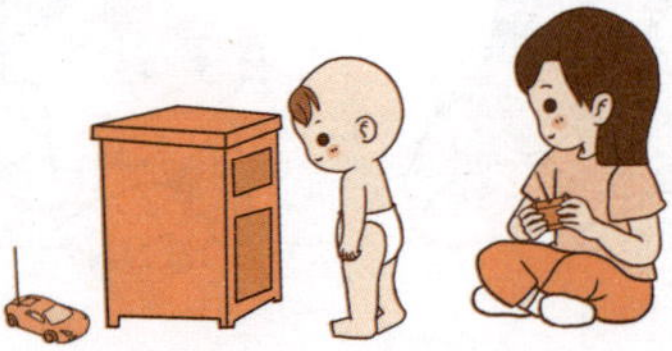

目标：寻找被隐藏的物体。

6. 与宝宝一起玩滚球，有意将球推到床底下，引导他将球找出来再玩。

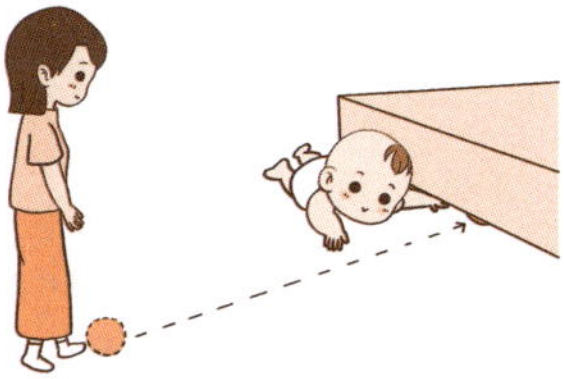

7. 与宝宝玩他喜欢的玩具，将玩具藏在书本或毛巾下，引导他揭开书本或毛巾寻找玩具。

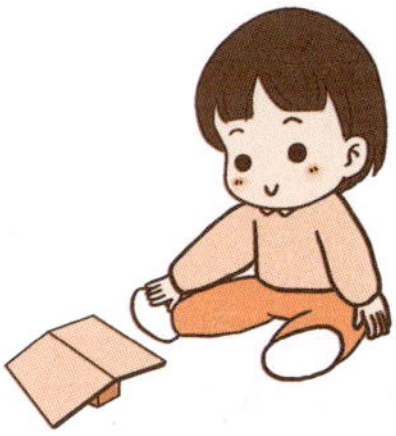

8. 与宝宝在地垫上玩他喜欢的玩具，将玩具慢慢移到身后，引导宝宝绕到家人背后寻找玩具。

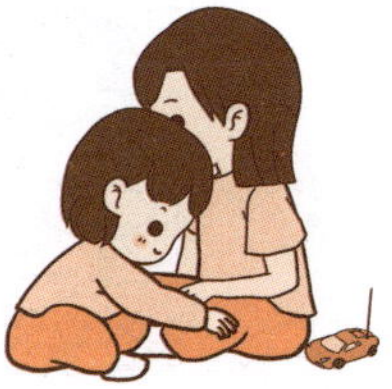

目标：逐一寻找离开眼前分散在各处的物体。

9. 与宝宝在地垫上玩，将一堆乒乓球撒在地上，任球滚到各处，之后引导宝宝将乒乓球逐一找回来放入收纳盒。

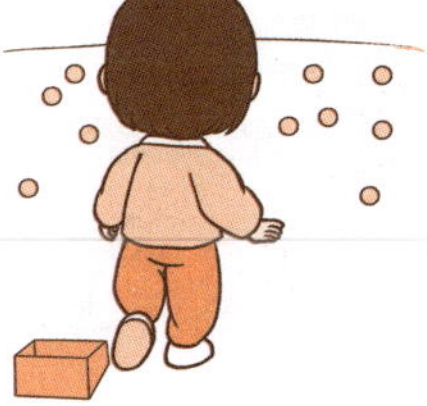

10. 将宝宝喜欢的玩具分别藏在房间不同的角落，如桌子上、椅子下、书架上、床底下等，并用毛巾盖着，引导宝宝逐一找出来。

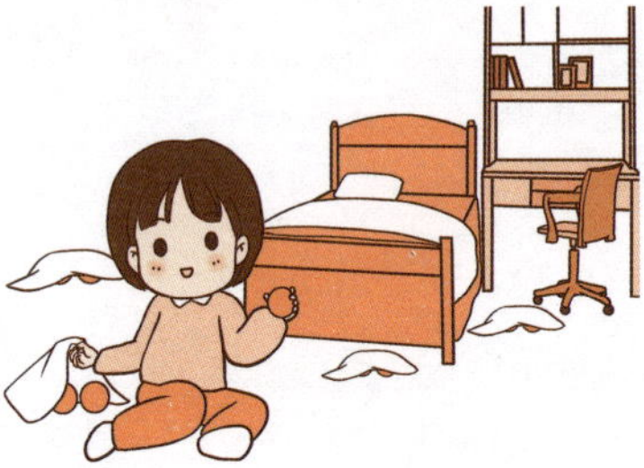

（九）物我空间关系

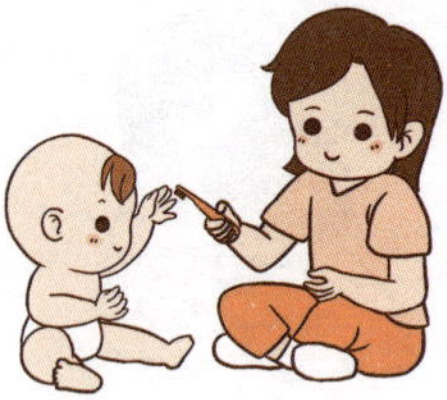

目标：认知可见物体触碰身体部位。

1. 将牙刷轻轻刷擦宝宝的手背或脚背，引导他看向牙刷，观察宝宝是否会向牙刷伸手。

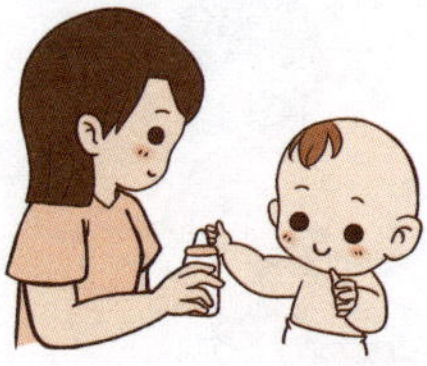

2. 将奶瓶放在宝宝的视线范围内，缓缓移动至他手边，并触碰他的手，观察宝宝是否会看向奶瓶或伸手去拿。

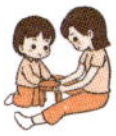

目标：认知未见物体触碰身体部位。

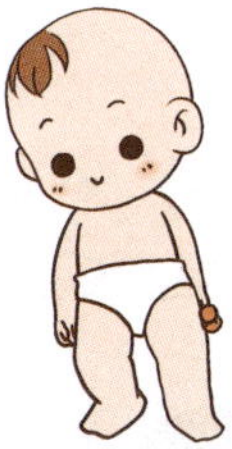

3. 将橡皮球吸在宝宝腿部后面，引导他用手感知被吸住的部位，并尝试伸手拿下吸球。

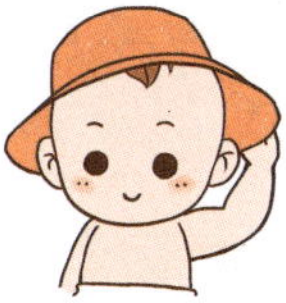

4. 将头饰或帽子戴在宝宝头上，引导他用手感知头上有物体，并尝试抬头或伸手去够。

目标：认知伸手抓住身边的物体。

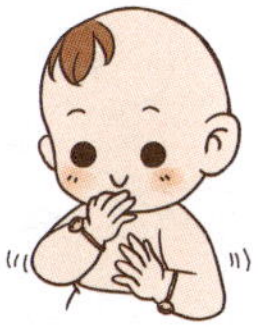

5. 把铃铛系在宝宝手腕上，吸引他注视自己双手的动作，引导他挥动双手抓握铃铛，使铃铛发出声响。

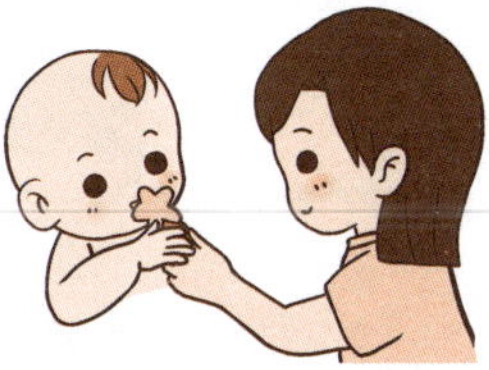

6. 与宝宝玩游戏，用玩偶触碰他的脸或其他身体部位，引导他伸手抓握玩偶。

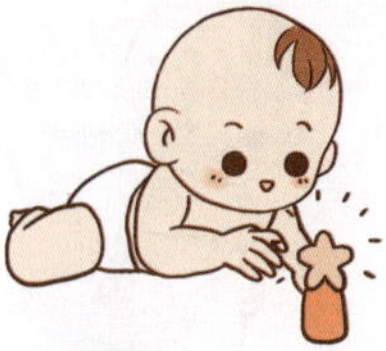

目标：认知主动伸手探索前方的物体。

7. 让宝宝俯卧于地垫，将发声发光玩具放在他前方，引导他主动伸手去够。

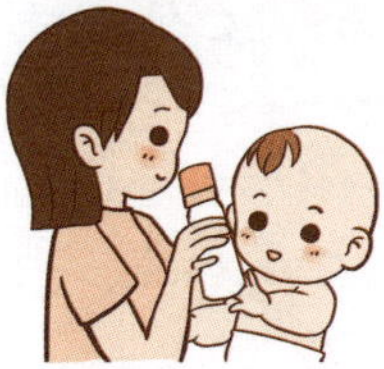

8. 让宝宝坐着，将奶瓶放在他能够到的位置，引导他主动伸手去触摸或抓握。

（十）物物空间关系

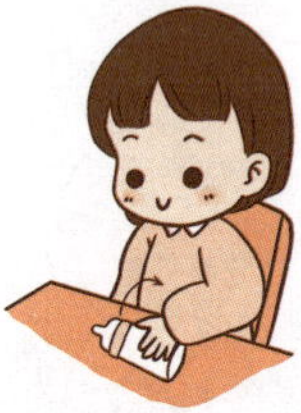

目标：认知物体在空间有固定摆放方式。

1. 将宝宝的奶瓶侧放于桌上，教他将奶瓶重新放正，如他不理解，家人可先示范，并用动作提示宝宝完成。

2. 将宝宝喜爱的零食放进一个有盖的透明瓶内，将瓶倒置于桌上，教他将瓶转正位置，再打开瓶盖取出零食，如他不理解，家人可先示范，并用动作提示宝宝完成。

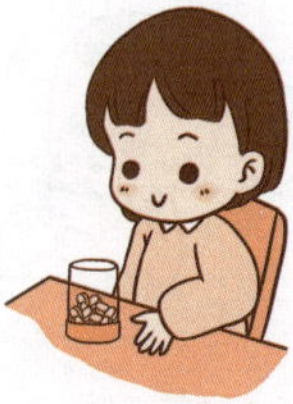

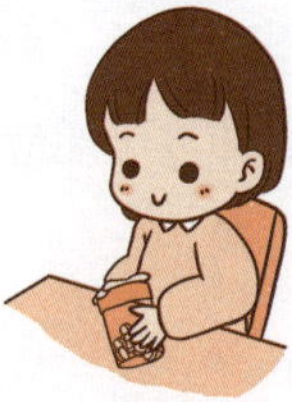

3. 拿一瓶果汁给宝宝，故意把果汁瓶倒置于桌上，教他先把瓶子放正位置，再拿起来打开盖子给家人和自己倒果汁。

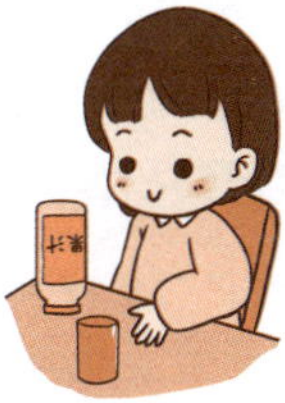

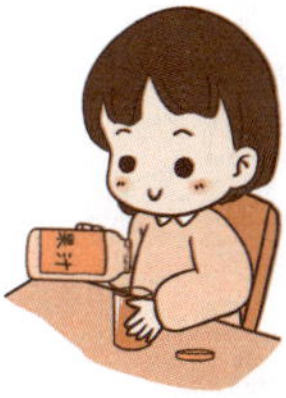

4. 拿一把儿童椅放在宝宝面前，故意将椅子弄倒，教他先将椅子重新放正，再坐到上面。

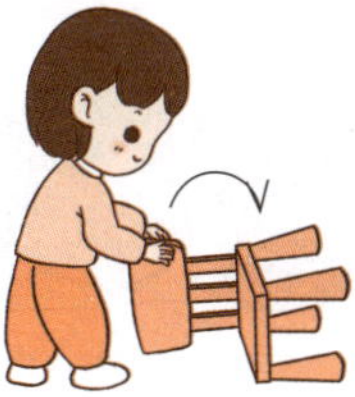

（十一）身体空间位置

目标：认知身体部位的位置。

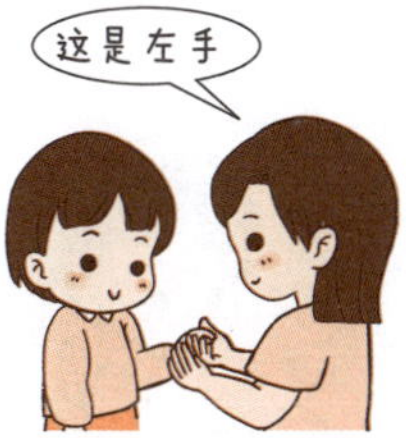

1. 将润肤露涂在宝宝的脸、手、脚上，指着这些身体相应部位教他名称，之后让他自己涂润肤露，并说出身体部位的名称。

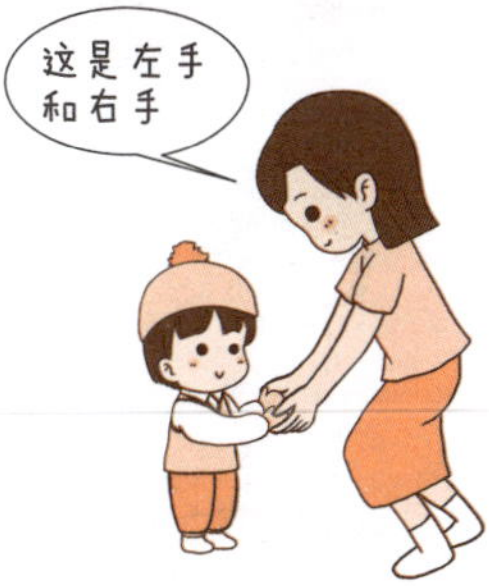

2. 与宝宝玩装扮游戏，将帽子、背心、手套、袜子等给他穿在身上，指着这些身体相应部位教他名称，之后让他自己穿戴，并说出身体部位的名称。

目标：认知五官的位置。

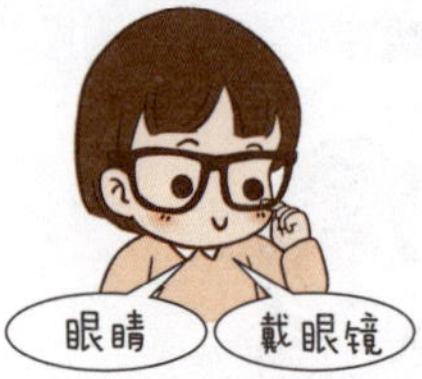

3. 与宝宝玩装扮游戏，用眼镜、耳环、口红等装扮宝宝的五官，教他这些部位的名称，之后让他自己装扮，并说出五官部位的名称。

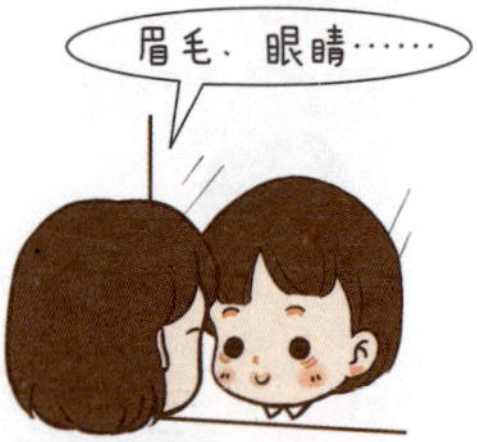

4. 与宝宝玩画脸游戏，用可清洗颜料照着镜子涂画宝宝的五官，如眉毛、眼睛，再说出想涂画的部位，如鼻子、嘴巴，之后让宝宝自己说出这些部位的名称，并逐一抹去颜料。

（十二）颜色配对

目标：将同种颜色配对。

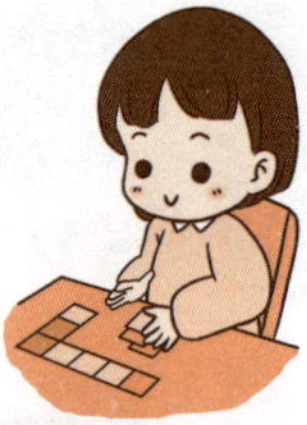

1. 彩色卡片接龙配对游戏：教宝宝将卡片相同颜色的一端拼合，当他学会玩法后，家人与宝宝轮流拼合配对，可用计时增加趣味。

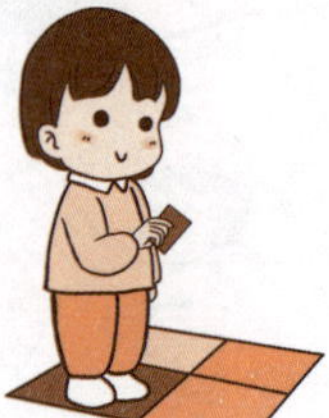

2. 彩色卡片与地垫配对游戏：教宝宝听着音乐绕地垫行走，每当音乐暂停，家人即拿出一张彩色卡片，要求宝宝尽快站到地垫的相同色块上，可用计时增加趣味。

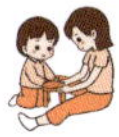

（十三）形状配对

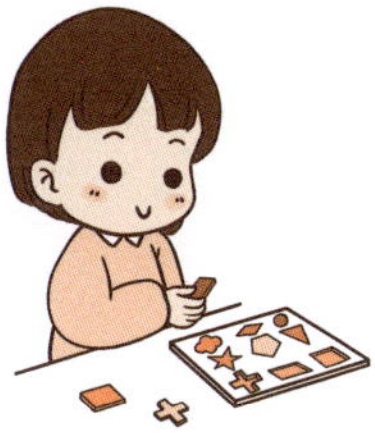

目标：将同样形状配对。

1. 将形状积木从底座上取出打乱，教宝宝用手将积木形状与底板形状配对，将积木放回相同形状的底座内。

2. 将两个形状木架放在远处，形状积木放在跟前，教宝宝看着远处的形状木架选择形状积木，并要求他拿着积木去穿过形状相同的木架。

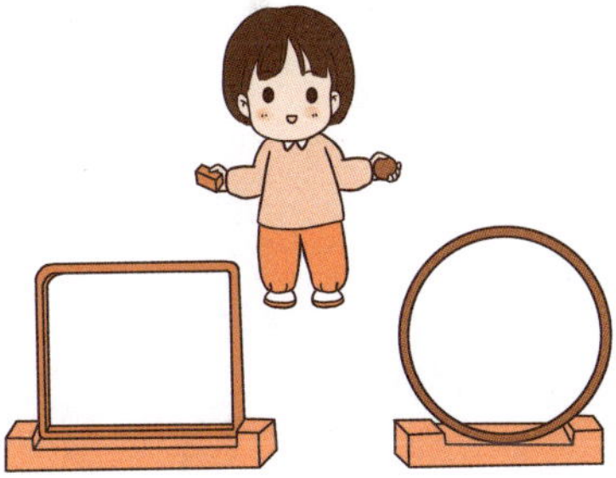

第5章

社交能力发育

社交能力发育的源动力是人类喜欢群居这一特性。随着与社会的接触逐渐增加，宝宝不断学习自我认识、自主能力、情绪处理和人际关系，宝宝社交能力的发展首先是对成人态度和反应的认识，之后通过模仿成人的动作和语言逐渐建立自己与他人的交往。

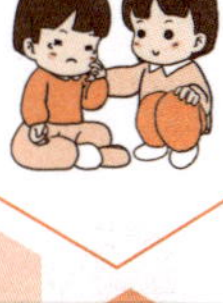

一、社交能力发育里程碑

（一）0～12个月：从微笑认人到学习模仿

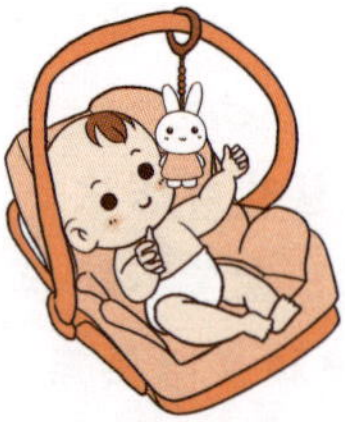

新生儿：对周围感觉较淡漠，反复逗引才有反应。对强光反应较快。

1个月：喜欢看熟悉的人脸和色彩鲜艳的玩具。

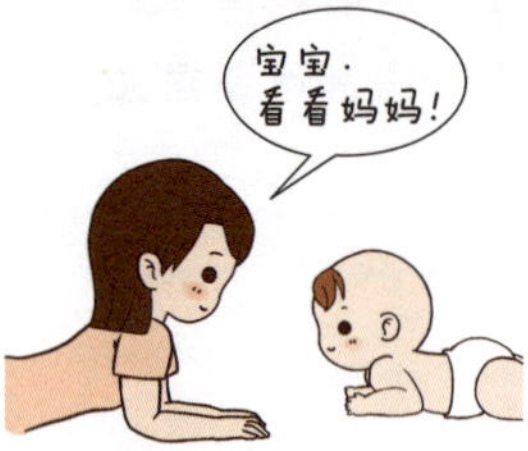

2个月：能用眼睛追视移动的人和物，会注视妈妈的脸。

3个月：能对妈妈的笑容和声音作出微笑反应。

4个月：能被逗笑，主动以笑脸迎人，妈妈离开时表现出不快。

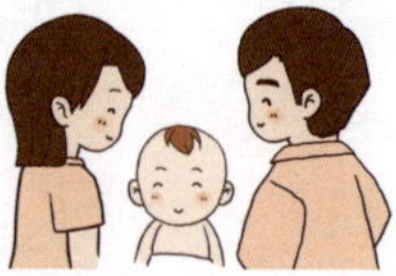

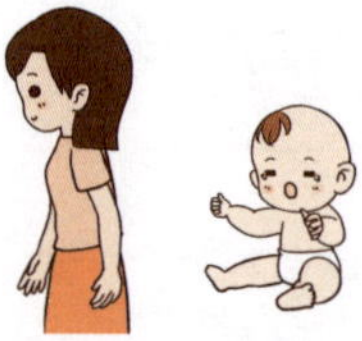

5～6个月：能区别妈妈、家人和陌生人，会向镜中的自己和家人微笑。

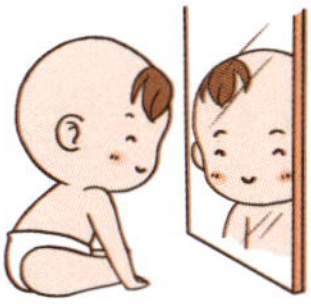

7～8个月：能注意周围人的动作与表情，能理解说话人的语调，如遇呵斥会立即停止动作，遇陌生人靠近会戒备不安甚至大哭，会用哭声来吸引家人关注。

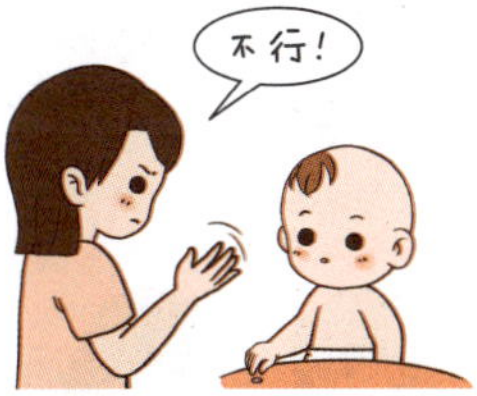

9～10个月：能模仿家人的动作和语音，如边挥手边说“拜拜”，能与家人玩“躲猫猫”游戏。

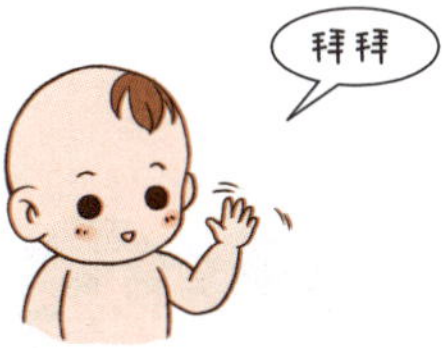

11～12个月：对人有爱憎之分，能听从家人的简单指令，喜欢听表扬的话，喜欢和别的宝宝接近。

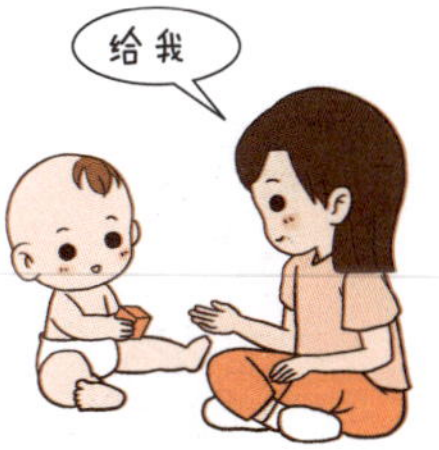

（二）13～24个月：从学习模仿到结交同伴

13～18个月：

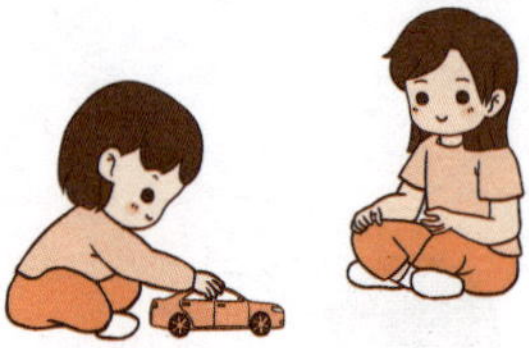

1. 能离开父母自己玩耍。

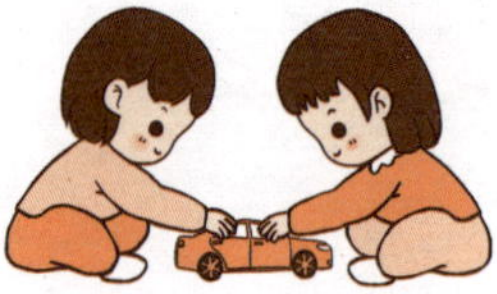

2. 能与同伴分享玩具或食物。

3. 能对他人的面部表情作出反馈。

4. 能用语言或手势表示需求。

19～24个月：

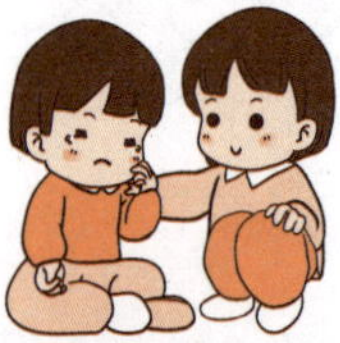

1. 能表达多种情绪情感，如喜爱、快乐、生气、恐惧、同情、沮丧等。

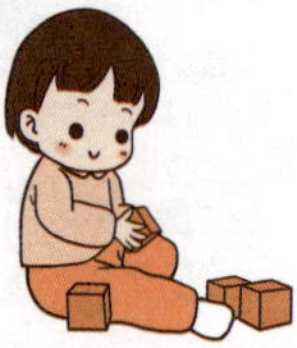

2. 能自娱自乐，如涂画、搭积木、过家家等。

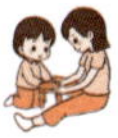

3. 能基本控制大小便，会主动向家人用“嗯嗯”来表达便意。

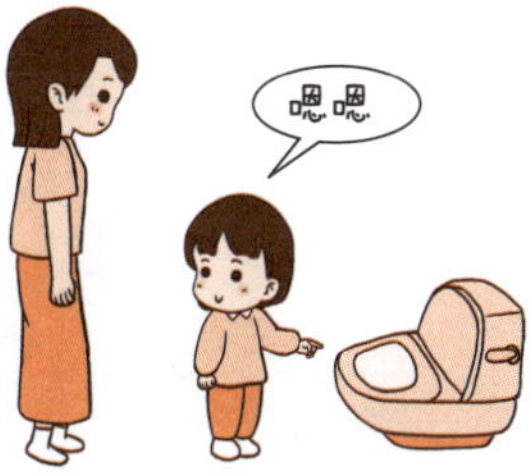

4. 能与小伙伴一起游戏，能理解他人动作的意思，开始有轮流参与的意识。

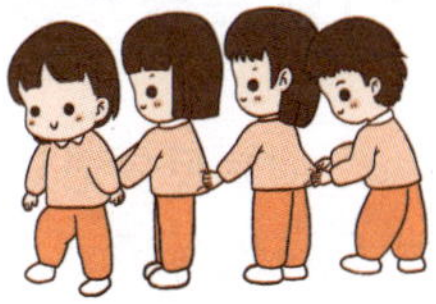

二、社交能力发育落后

（一）落后表现及观察要点

1. 情绪反应落后：大于4个月不会在家人满足其生理需求如饥饿时喂奶、哭泣时抱起等作出立即安静下来的反应。大于6个月不会对家人面带笑容的亲切逗引声作出眼神注视和微笑反应。大于8个月没有与妈妈建立依恋关系，见到妈妈和陌生人的反应没有差别，对妈妈的出现不会情绪兴奋感到安全。大于10个月没有分离焦虑，不会在妈妈离开时哭闹不让，不会在陌生人试图靠近接触时恐惧不安、害怕哭闹。

2. 人际互动落后：大于12个月不会听从指令将玩具递给家人，不会在提示下对熟悉的家人表示亲热，如拥抱、亲吻；不会在家人提示下做基本社交动作，如拍手、飞吻、挥手再见等。

3. 察言观色落后：大于18个月看不懂家人的表情，不会对家人的情绪和态度作出应答，不会对同伴的喜怒哀乐表示出同理心。

(二)养育误区及相关知识

养育误区：

1. 父母性格急躁经常争吵，或单亲父母在宝宝面前随意释放自己的不良情绪。殊不知，这种性格暴躁、随意发泄的家庭环境难以给宝宝示范平静处理问题和理智控制情绪的正确方式，容易给宝宝带来心理压力和负面情绪，影响宝宝与人交往的兴趣。

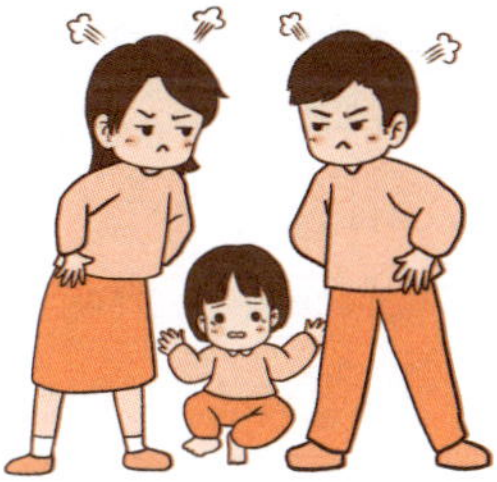

父母在宝宝面前随意争吵

2. 父母性格内向不善交际，或忙于工作经常拒绝宝宝哭闹求抱的情感需求，或将宝宝交给保姆养育缺乏情感培养。殊不知，这样不仅使宝宝丧失了与父母互动的机会，而且会因害怕被拒绝而影响与同伴交往的自信，从而影响社交能力。

3. 祖辈抚养经常百般溺爱，无条件满足宝宝的各种需求。殊不知，这种无原则的溺爱很容易让宝宝变得以自我

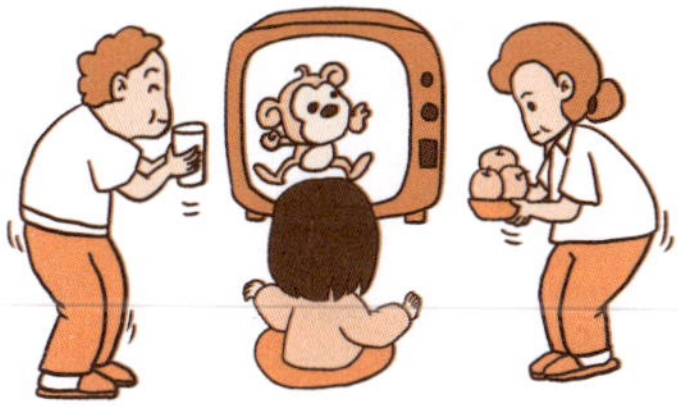

祖辈百般溺爱，无条件满足

为中心，不愿意与同伴分享食物、玩具及结伴游戏，不善于与人交往。

相关知识：

当宝宝咿呀发声时，父母一定要回应，不能错过这个与宝宝进行交流的好时机，因为当宝宝表达的方式能得到正面的回应时，会促进他们更乐意表达自己，而表达正是宝宝社交的开始。当宝宝可以用语言来表达自己、能够与人进行简单交流时，父母就应该多带宝宝出去与同龄人交往。

社交能力受到个体发展和环境要求两个因素的影响，也受宝宝心智成熟度和学习模仿力的影响。随着年龄逐渐增长，宝宝的社交能力应该体现出与年龄相当的感知觉、运动协调、语言、社会化行为和自理技能。

三、社交能力家庭训练

宝宝的社交从与照顾者建立依恋关系开始，对熟悉的家人表示出信赖、愉快和兴奋，最初多为妈妈，以后逐渐扩展到爸爸及其他家人，对陌生人则表示抗拒、不愿接近。随着宝宝语言和认知能力的发展，独立意识和与人相处的兴趣逐渐增加，主动模仿的兴趣和能力也逐渐增加，此时家人要注意为宝宝树立良好的参照榜样，用正面示范和正面鼓励引导宝宝学习模仿良好的社交行为规范。

在社交训练过程中，最初尝试让宝宝独处时，家人离开后应在短时间内回来，及时给予鼓励，增强宝宝独处的自信，让宝宝顺利完成与家人玩游戏、独自玩游戏、与同伴一起玩游戏的过程。在宝宝尝试与同龄伙伴接触时，家人先以鼓励为主，让宝宝保持良好的情绪和积极的态度，逐渐与他人建立信任，再教宝宝学习表达自己及理解他人。如宝宝在与人交往时情绪变化较大，出现过度激动、兴奋、委屈、害怕时，家人应尽快将宝宝带离该情境，必要时稍作休息再尝试。

（一）自我意识

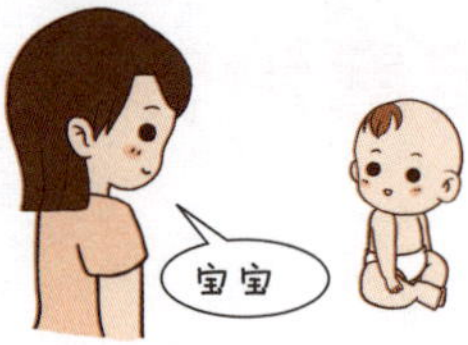

目标：对呼唤自己名字有反应。

1. 在宝宝前方、侧方、后方呼唤他的名字，引导他看向呼唤者。

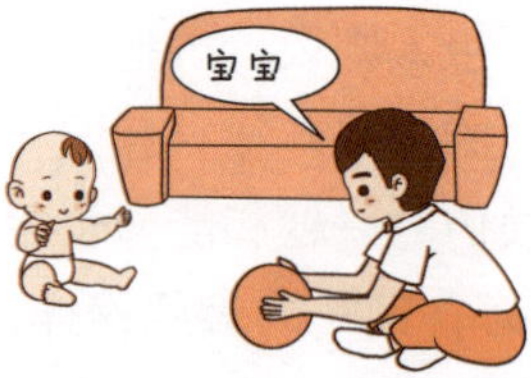

2. 与宝宝玩推球游戏，先呼唤他名字，待他作出反应后再将推球给他。

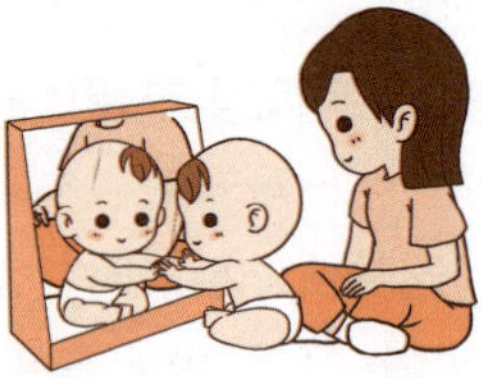

目标：分辨镜中的自己和家人。

3. 与宝宝一起照镜子，引导他看镜中的自己，并伸手去触碰。

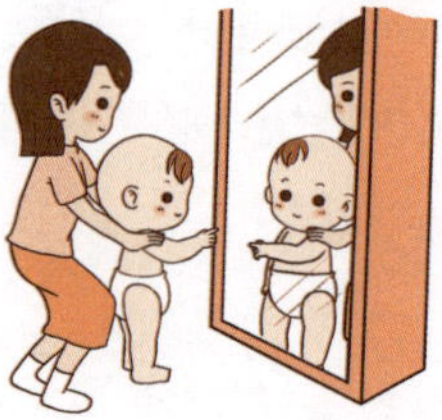

4. 与宝宝一起照镜子，引导他看镜中的自己和家人，并指认自己和家人。

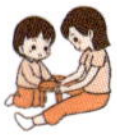

目标：有意识重复受到表扬的行为。

5. 与宝宝一起边听音乐边唱歌，表扬他唱得好，如宝宝自己重复再唱，再次表扬他。

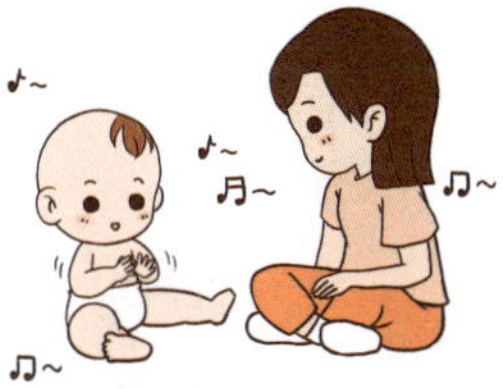

6. 与宝宝一起玩发光发声玩具，引导他模仿家人按响玩具按钮，表扬他做得好，如宝宝能自己再次按响按钮，再次表扬他。

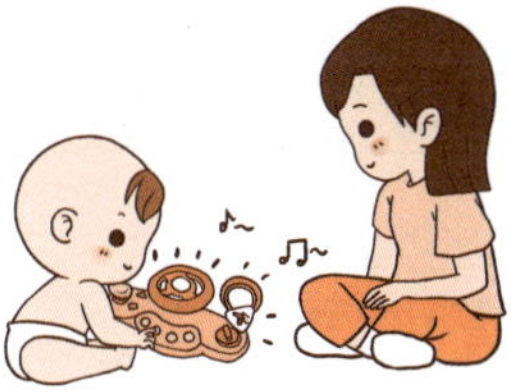

目标：指认并拿回自己的物件。

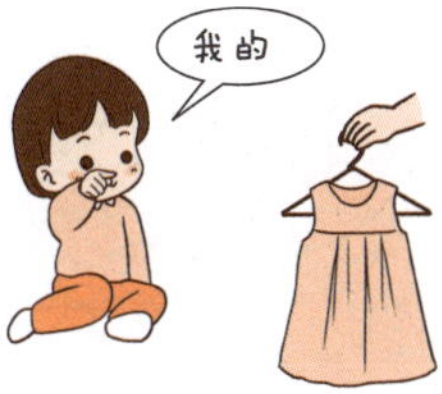

7. 引导宝宝在换衣服时辨认这是“我的”衣服，并伸手表示要拿他自己的衣服。

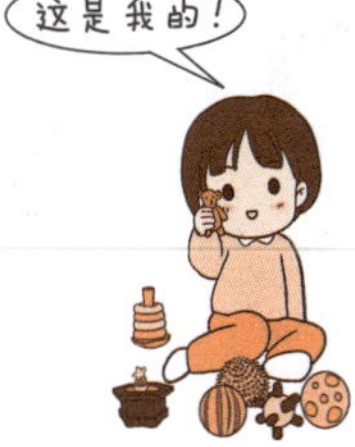

8. 引导宝宝在一堆物件中找出他自己的玩具，一边拿出来一边说：“这是我的！”

（二）自娱自乐

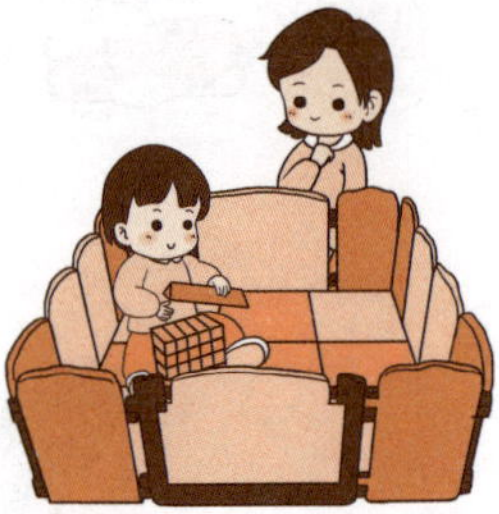

目标：在熟悉的环境中能独自玩耍。

1. 与宝宝一起玩玩具，家人先陪伴他，逐渐过渡到欣赏他自己一个人玩，之后再增加各种有趣的玩具，引导他自娱自乐。

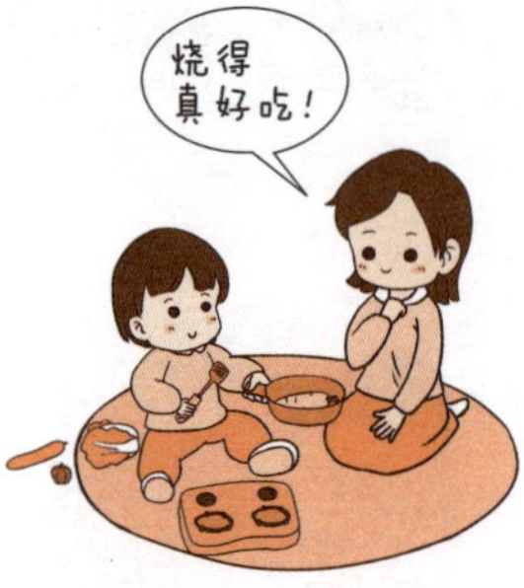

2. 与宝宝一起玩“过家家”游戏，家人先陪伴他，之后告诉他：“妈妈要去买水果啦！”让他自己“烧菜”，即离开宝宝一会儿，再回来时表扬宝宝：“烧得真好吃！”

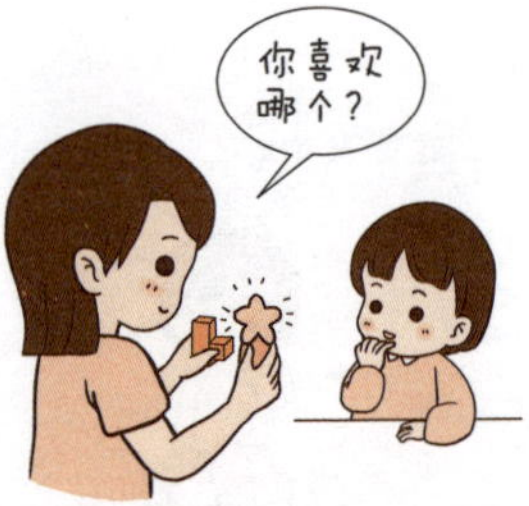

目标：有选择时能表达自己的喜好。

3. 在宝宝面前拿出不同玩具，问宝宝：“你喜欢哪个？”如他能指出自己喜欢的玩具，即给他玩。

4. 在宝宝面前将画纸夹在画架上，家人先用水彩笔在画纸上作画并问他："好看吗？你来画好吗？"接着将各色水彩笔放在宝宝面前，引导他去拿自己喜欢的颜色在画纸上涂画。

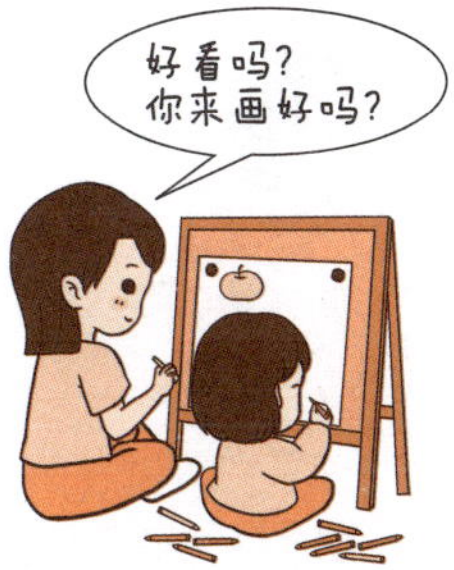

（三）与人交往

目标：回应家人的逗引。

1. 抱着宝宝靠近自己，与他对视并做出夸张而有趣的面部表情，逗引他发笑，或在他哭泣时逗引他破涕为笑。

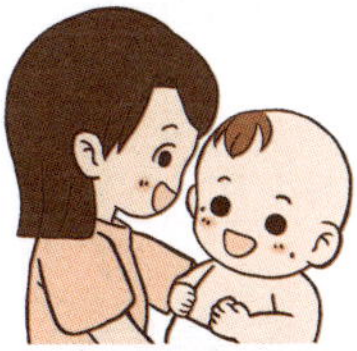

2. 抱着宝宝靠近自己，与他保持对视并跟着音乐节奏摇晃，引导他看着自己，如他高兴发出笑声即重复摇晃，让宝宝保持看着家人并一起摇晃的兴趣。

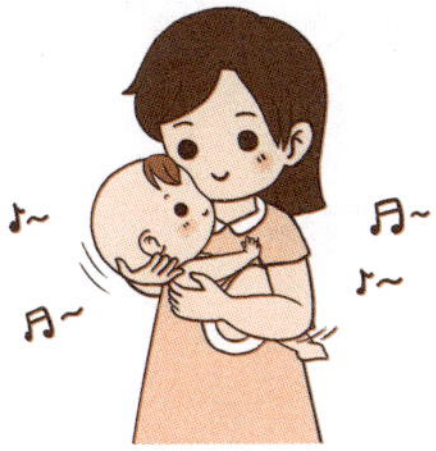

3. 喂宝宝吃奶前，家人先把奶瓶放在他面前慢慢摇晃，再把奶瓶逐渐靠近自己的脸，对宝宝说："宝宝喝奶啦！"引导他高兴地看着家人的脸。

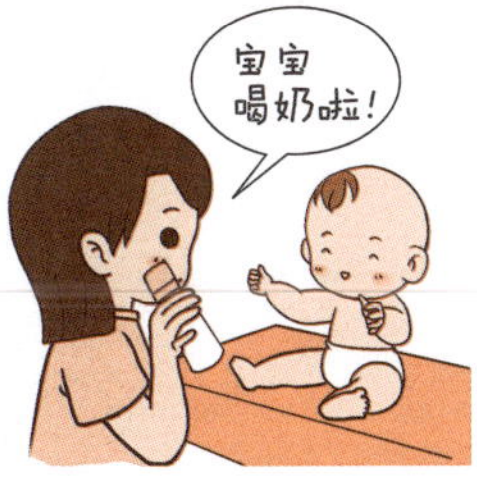

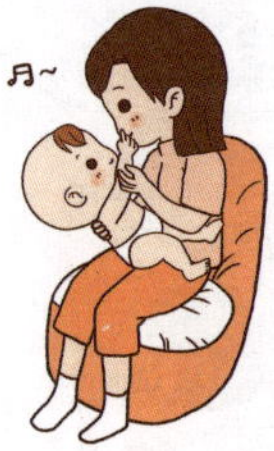

4. 与宝宝面对面坐，边念儿歌边握着他的手让他伸出食指点家人的鼻子："点虫虫，虫虫飞。"引导他看着家人的脸，并能跟着儿歌主动伸手点家人鼻子。

目标：向家人表达依恋和好感。

5. 抱着宝宝亲热时要经常对他说话、抚摸他的身体。如陌生人抱他要哭时，家人应立即抱起宝宝给他安抚；如宝宝向熟悉的家人微笑示好时，家人要立即伸手抱他。

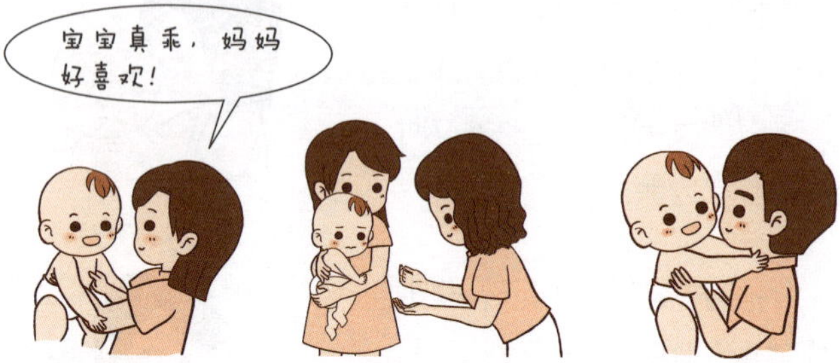

目标：会与家人玩并懂得求助。

6. 与宝宝面对面坐于地垫，相距约60 cm，将皮球推向他说："看球哦！"待宝宝接住后说："把皮球推给妈妈。"引导他把球推回自己，并说："宝宝真乖！"反复与宝宝玩。

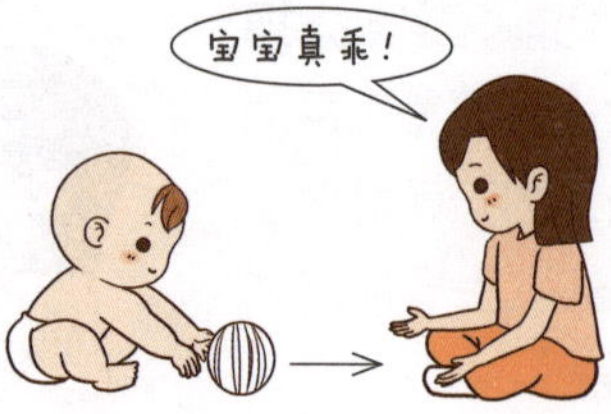

7. 与宝宝一起玩耍，家人可设计有趣并有一定难度的游戏让他尝试，当宝宝不能单独玩耍时，观察他能否用语言或肢体语言向家人求助。如宝宝不会主动求助，家人要说："怎么办呢？"引导宝宝求助家人。

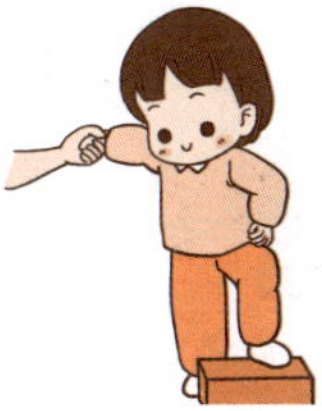

目标：向同伴表达交往意愿。

8. 让宝宝们结伴玩耍，家人要鼓励他们相互注视对方并招手。如宝宝不会自己主动向同伴招手，家人要示范并教他们模仿。

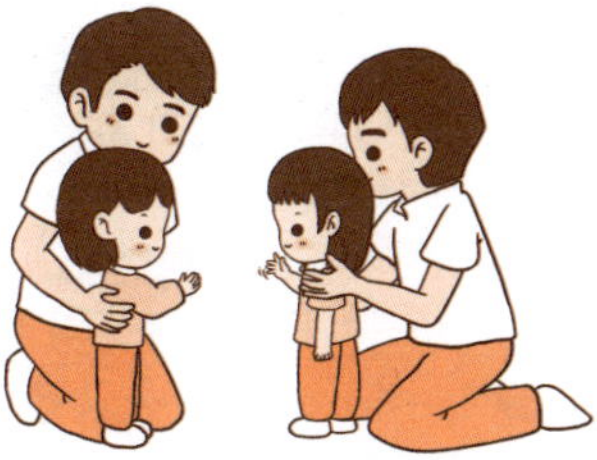

9. 让宝宝们结伴玩玩具，家人先教一位宝宝拿着球对同伴说："我们一起玩皮球好吗？"再教另一位宝宝说："好的。"两位宝宝一起玩皮球时，引导宝宝们用点头微笑、伸手轻拍同伴表示相互友好。

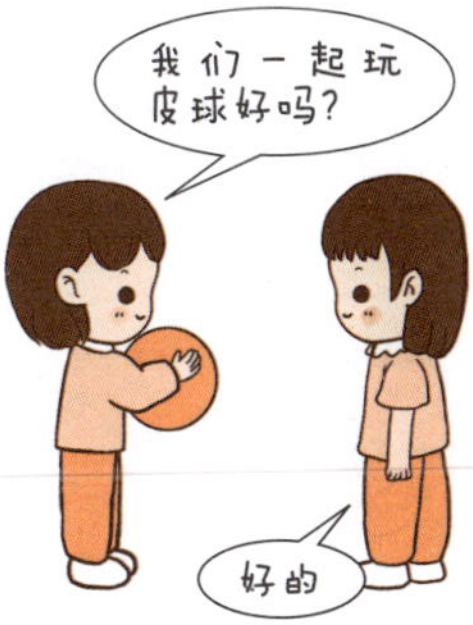

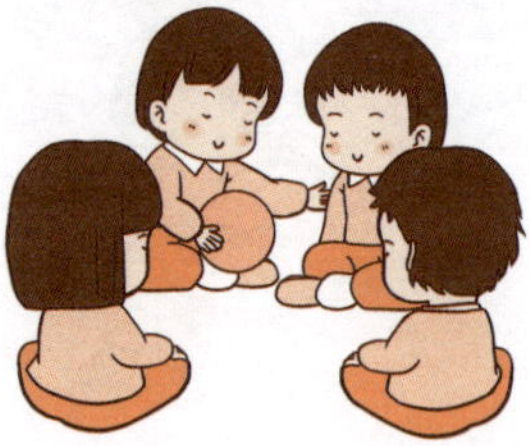

10. 与宝宝们玩“闭眼传球”游戏，让他们闭眼围成一圈坐于地垫，家人先轻拍其中一位宝宝并传给他一个球，要求每位宝宝都要轻拍身旁的同伴后再把手中的球传给他，引导宝宝们相互传递玩耍。

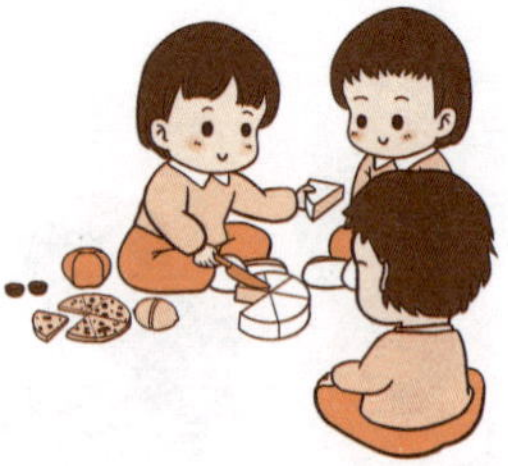

11. 与宝宝们玩“分果果”游戏，家人先用玩具刀将玩具水果切开，分派给每位宝宝，告诉他们每人都有，接着把玩具刀交给其中一位宝宝，教他模仿把玩具蛋糕切开，也逐一分派给每位宝宝。

（四）沟通技巧

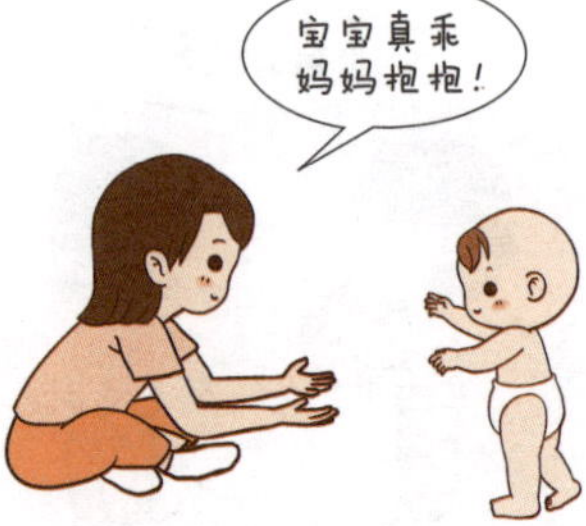

目标：用动作手势回应家人呼唤。

1. 在宝宝面前伸出双手做“拥抱”动作，同时呼唤他说：“宝宝真乖，妈妈抱抱！”引导他伸出双手回应要抱，多次重复，让宝宝学会主动伸手回应家人的呼唤。

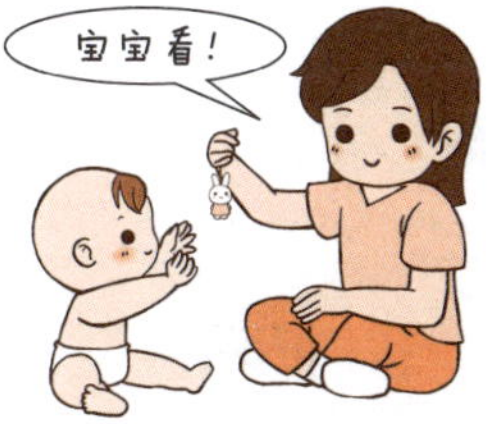

2. 在宝宝面前挥动他喜欢的玩具，同时呼唤他说："宝宝看！"之后把玩具从他面前慢慢举高，再次呼唤："宝宝看！"引导宝宝举高双手去够玩具回应家人的呼唤。

目标：理解使用简单动作手势。

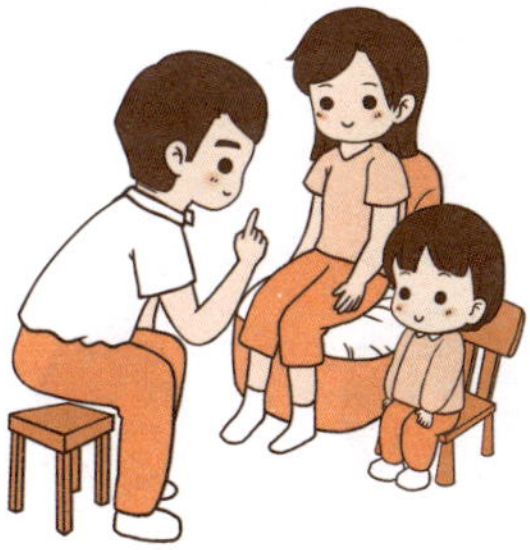

3. 父母一起与宝宝玩"站起坐下"游戏，妈妈与宝宝并排坐，爸爸在对面边做手势边示范站起坐下动作，让妈妈与宝宝一起模仿；之后爸爸只做站起坐下的手势，妈妈先与宝宝一起模仿，之后让他独自跟随爸爸的手势站起坐下。

4. 让宝宝逐一尝试不同味道的食物，如柠檬、糖果、苦瓜等，如他喜欢，教他用点头、指点表示"要"；如他不喜欢，教他用摇头、摇手表示"不要"，之后引导宝宝自己用动作手势表示喜欢或不喜欢。

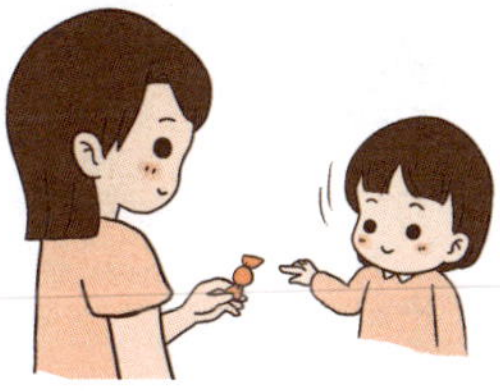

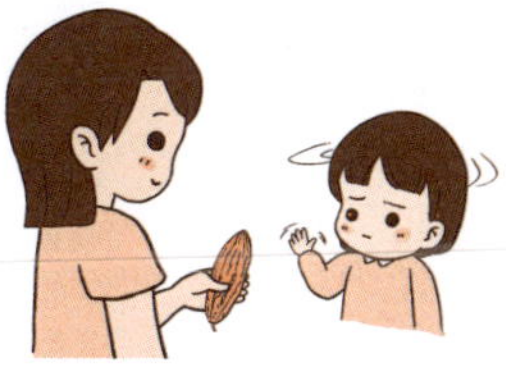

目标：模仿简单社交动作手势。

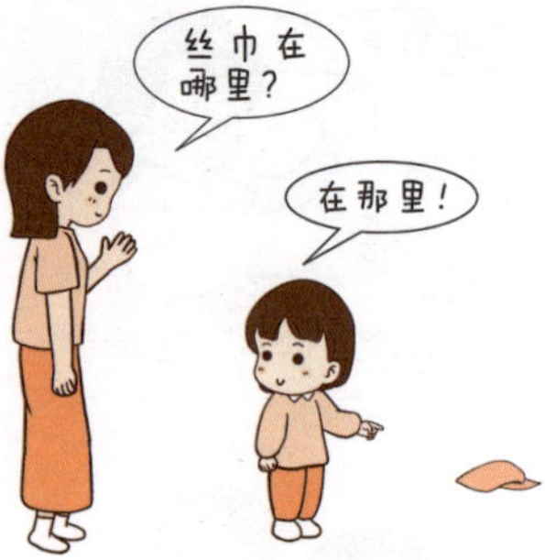

5. 与宝宝玩“抛丝巾”游戏，将丝巾抛到离他较远的地方，并问他：“丝巾在哪里？”引导宝宝看过去，并用手指向丝巾说：“在那里！”之后过去捡回来让家人继续抛。

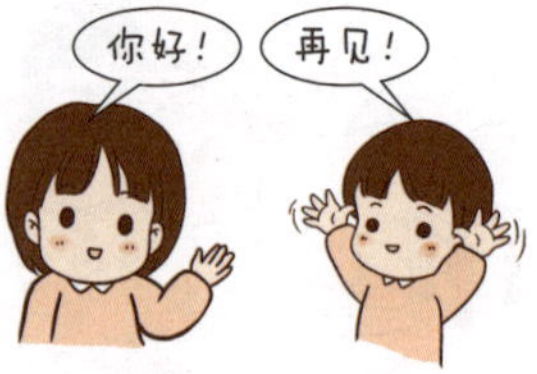

6. 与宝宝玩“打招呼”游戏，向他示范点头动作并说：“你好！”示范挥手动作并说：“再见！”引导宝宝模仿用点头、挥手动作回应。

7. 教宝宝用招手点头表示“你好”，挥手表示“再见”，飞吻表示“爱你”，引导他在相应的场合能主动运用这些动作手势。

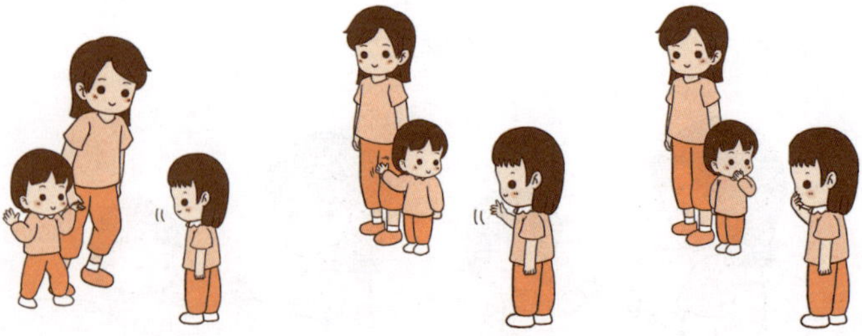

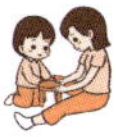

（五）普通游戏

目标：与家人和同伴游戏互动。

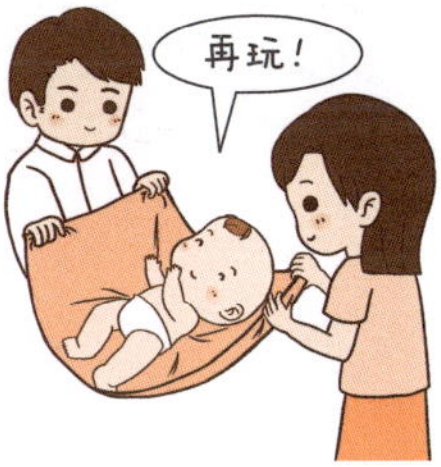

1. 让宝宝躺在被子上，父母在两侧双手各握住被子的一端，轮流轻轻地拉高被子，让他的身体向两侧转动，引导宝宝来回看向两旁的父母，伸出双手边笑边说："再玩！"

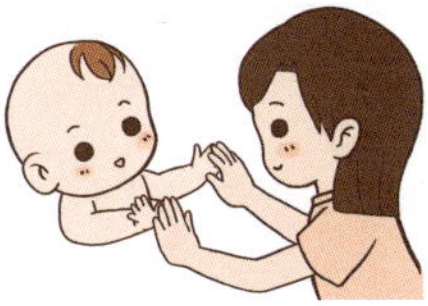

2. 与宝宝玩"拍手"游戏，家人一边念："你拍我，我拍你，我们一起拍拍手。"一边与宝宝对拍，引导宝宝与家人一起边念边拍手互动。

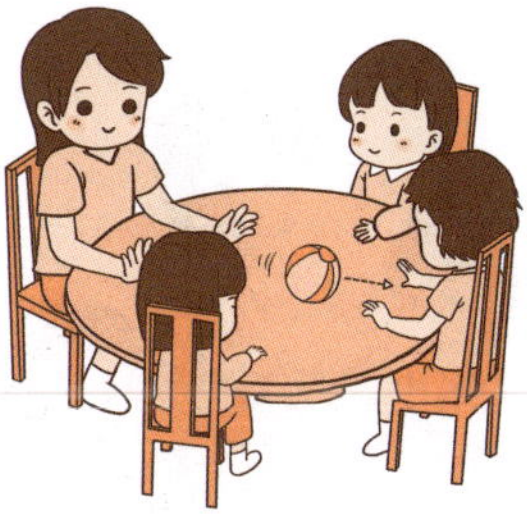

3. 与宝宝们玩"桌上推球"游戏，家人呼唤其中一位宝宝的名字，要求这位宝宝举手才能将球推给他，并让他再将球推回。然后让其中一位宝宝呼唤其他宝宝的名字，让宝宝们自己继续玩游戏。

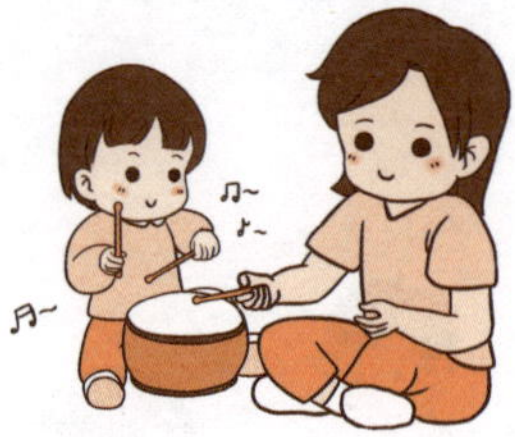

目标：模仿玩自娱游戏。

4. 在宝宝面前示范打鼓，家人先按着音乐节奏用鼓槌打鼓，营造出欢乐的气氛，再把鼓槌交给宝宝，引导他模仿家人用鼓槌按着音乐节奏打鼓自娱。

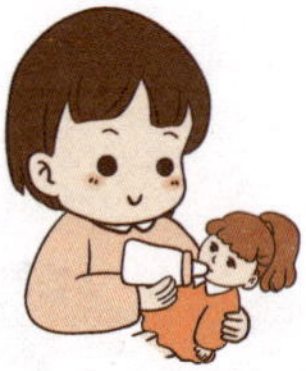

目标：模仿玩假想游戏。

5. 在宝宝面前示范“过家家”，如模仿妈妈在家带宝宝，引导宝宝主动假扮妈妈喂娃娃，假装做饭给娃娃吃，与娃娃一起吃饭、喝水，陪娃娃睡觉等。

（六）社交游戏

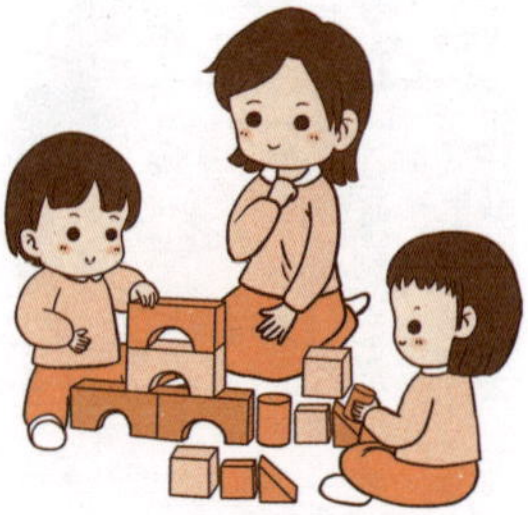

目标：与同伴一起各自玩耍。

1. 带宝宝走访亲友时，让他与朋友家的宝宝一起搭积木，家人可在旁陪伴并鼓励说：“看看这位宝宝在搭什么呀？”引导宝宝们相互注意对方。

2. 带宝宝到公园吹泡泡，让他追着拍泡泡，欢迎其他宝宝过来一起玩，让宝宝们相互注意，并相互模仿拍打或踩破泡泡的不同玩法。

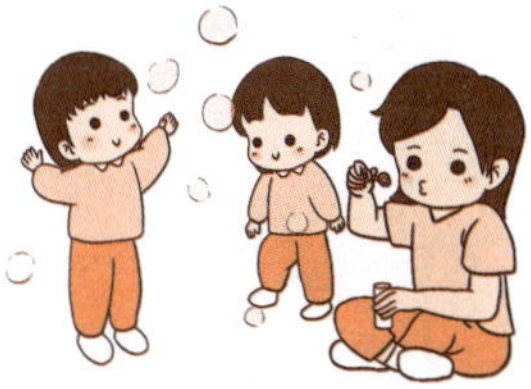

目标：与同伴一起互动玩耍。

3. 让宝宝们并排坐在一起，家人先带着一位宝宝边玩边邀请同伴一起玩，引导宝宝们相互注意并产生一起玩耍的兴趣。当两位宝宝开始一起玩耍时，家人逐渐退出，让宝宝们自己在一起玩玩具。

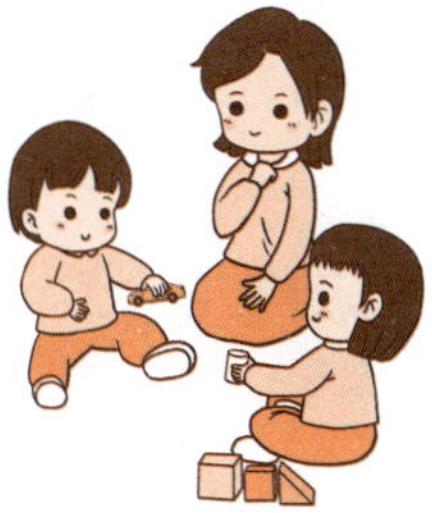

（七）认识自己与家人的关系

目标：主动关注家人和亲友。

1. 与宝宝玩“过家家”游戏，把盛有“食物”的容器递给宝宝，教他将“食物”拿给家人吃，并对家人说：“爸爸吃，妈妈吃。”家人再说：“宝宝吃。”引导宝宝关注家人并与家人互动。

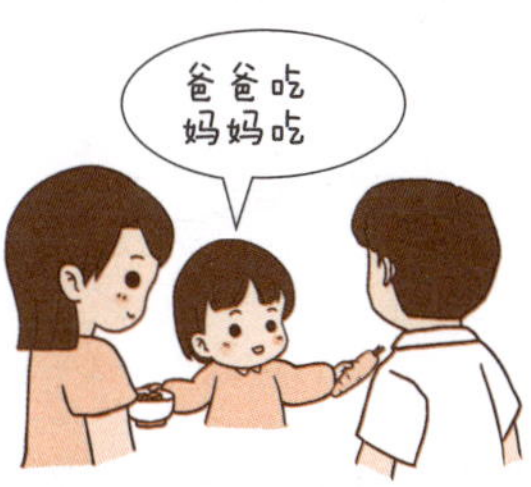

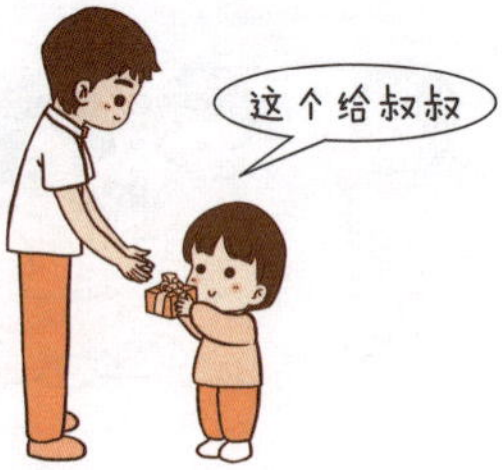

2. 带宝宝走访亲友时，让他把礼物按家人指令拿给亲友，如送给叔叔时，家人要教宝宝说：“这个给叔叔。”并看着叔叔把礼物送上。

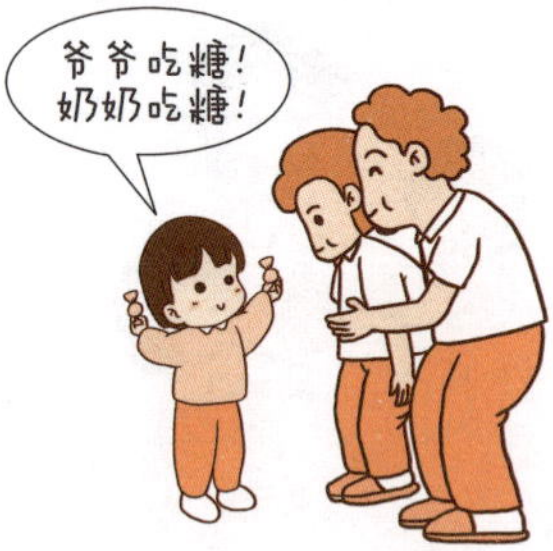

目标：熟悉家人和亲友的称谓。

3. 带宝宝参与亲友聚会时，拿一袋糖果对他说：“去把糖果分给大家吃。”教宝宝逐一分糖果给家人和亲友，边分糖果边说：“爷爷吃糖！奶奶吃糖！哥哥吃糖！姐姐吃糖！”

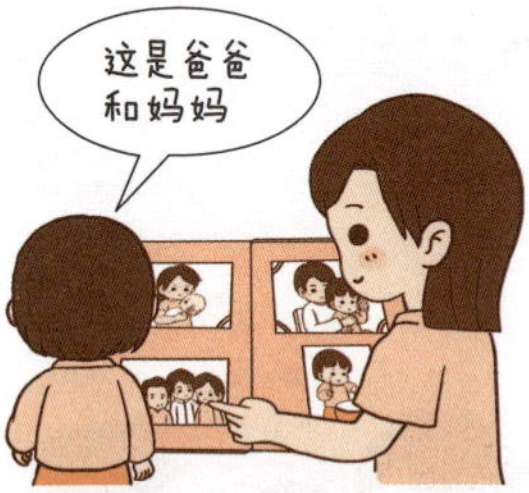

4. 让宝宝看家人和亲友的合照，向他逐一介绍称谓及相貌特征，教他辨认照片中的家人和亲友，如爸爸、妈妈、爷爷、奶奶、外公、外婆等，之后要求宝宝能独立说出每个人的称谓。

（八）懂得待人接物的基本礼貌

目标：恰当运用简单社交礼貌语言。

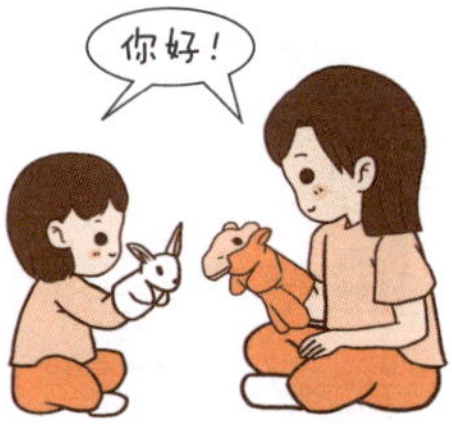

1. 家人与宝宝各拿一个手偶，一起操作手偶玩"打招呼"游戏，假设两个手偶朋友遇见了，家人先用手偶打招呼："你好！"教宝宝也用手偶回答："你好！"

2. 让两位宝宝各自扮成一辆小火车，模仿小火车四处开动。当两位火车宝宝迎面遇到时，要相互打招呼说："早上好！"当火车宝宝分别开走时要相互说："再见！"之后还可以假设一位火车宝宝"坏了"，另一位火车宝宝停下来去帮助"修理"："我来帮你修车！"被修的火车宝宝要说："谢谢！"

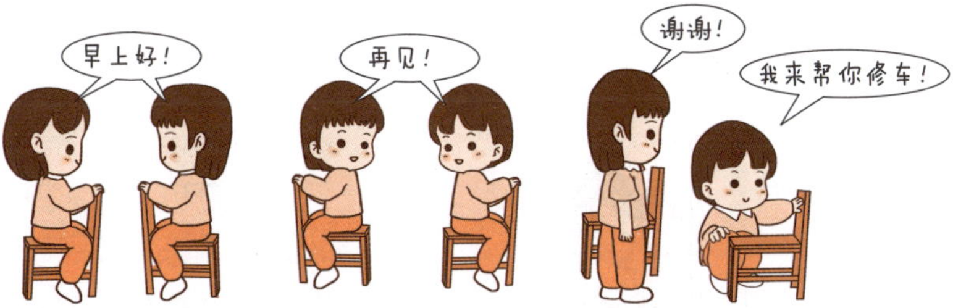

（九）合理表达亲近依恋感

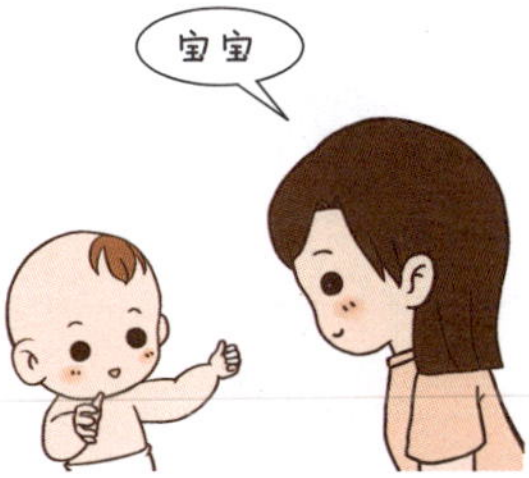

目标：亲近依恋熟悉的家人。

1. 与宝宝面对面，用温柔的语调及微笑的表情对他说话，观察他的反应。如他看着家人微笑并发声，表示期待家人继续与他说话，之后引导宝宝主动对家人微笑和发声。

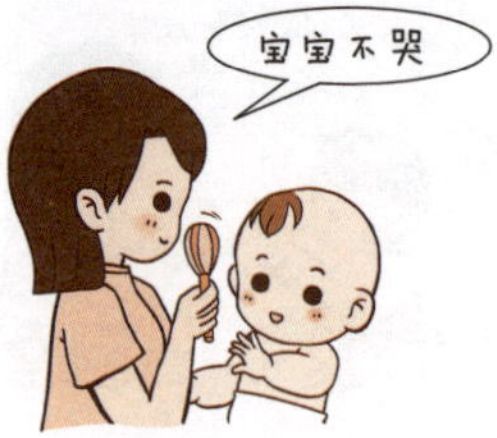

2. 当宝宝哭泣时，家人抱起他边说：“宝宝不哭。”边安抚，尝试给食物或用玩具逗引他停止哭泣，引导宝宝之后哭泣时看到家人就能伸手寻求抱起安抚。

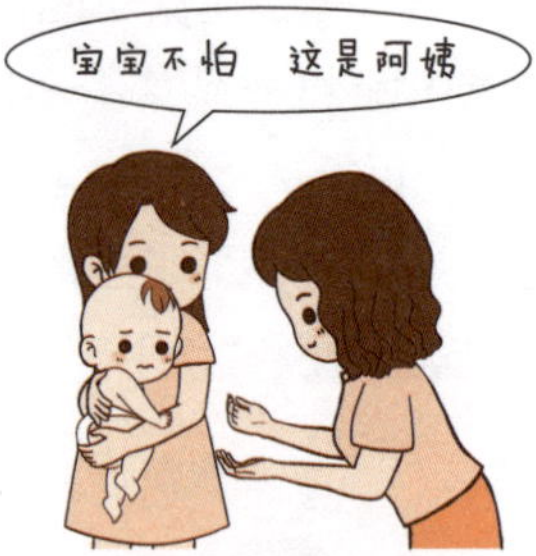

3. 当宝宝看见陌生人害怕哭泣时，家人应抱起他边说：“宝宝不怕，这是阿姨。”边安抚，并靠近阿姨，引导宝宝与阿姨打招呼。如他停止哭泣注视对方，表示宝宝在家人的安抚下获得了安全感。

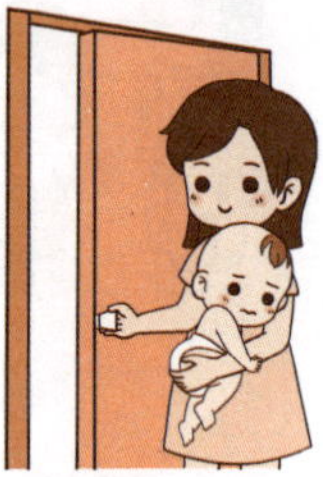

4. 当宝宝委屈哭泣时，家人应先观察周围环境猜测原因再作安抚，或将他抱到另一环境逗他开心。如他破涕为笑，表示宝宝需要安全的环境和家人的亲近。

目标：安抚可平复与家人的分离焦虑。

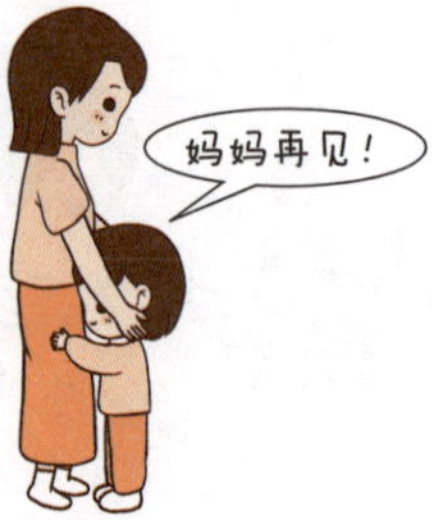

5. 当妈妈要与宝宝分离时，可先拥抱安抚他，并说：“妈妈一会儿就回来。”让他理解这只是短暂分离，并引导宝宝主动说：“妈妈再见！”之后妈妈可在门外看着宝宝，发现他寻找妈妈就及时回来。

6. 在日常生活中教宝宝正确表达情感，如高兴时拥抱妈妈表示开心亲热、害怕时拥抱妈妈表示寻求保护等。

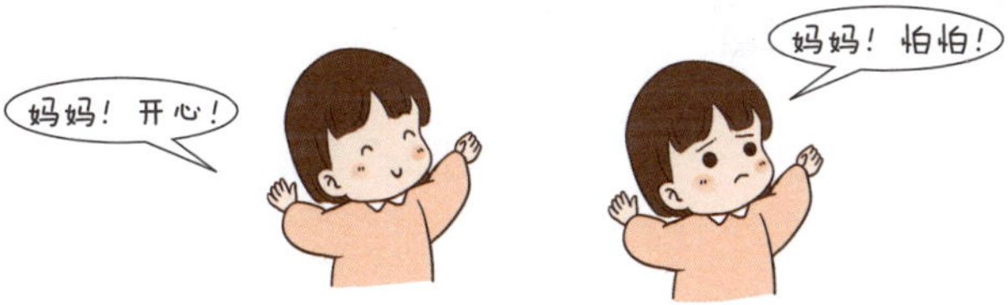

7. 在日常生活中鼓励宝宝独自玩耍，如他能做到自己玩不缠着家人，应及时表扬他："宝宝会自己玩啦，真乖！妈妈好喜欢！"增强宝宝对家人的信任感和在家中的安全感。

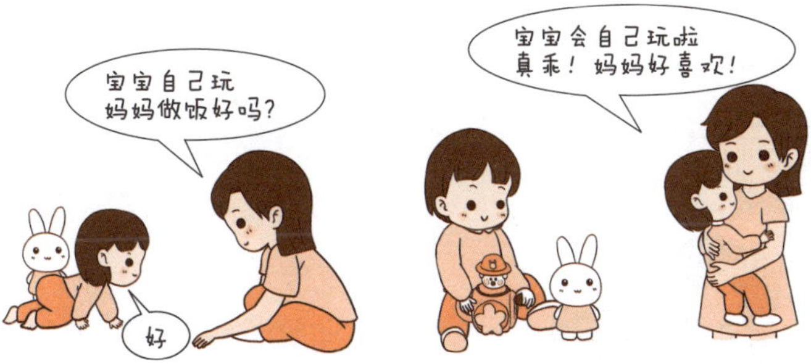

（十）合理认知及回应他人

目标：理解"不"的表情和手势动作。

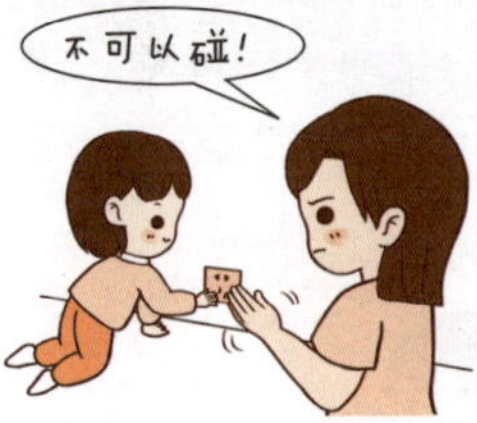

1. 当宝宝伸手触碰危险物件如电源等，家人要用严肃的面部表情对他说:“不可以碰!”并立即用动作手势阻止他，之后再问宝宝:“可以碰吗?”引导他边摇头摇手边说:“不可以。”表示不会再碰。

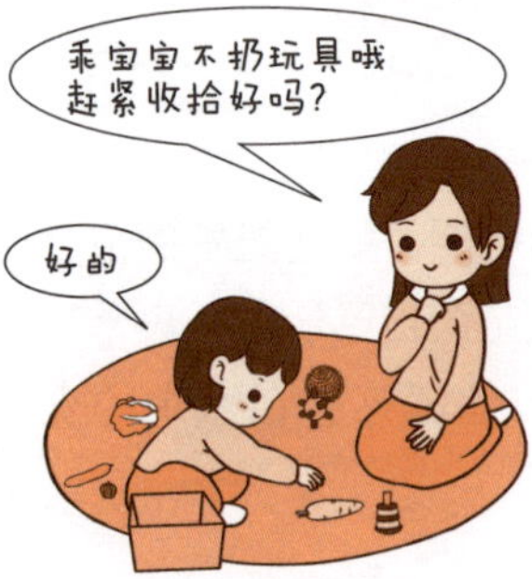

2. 当宝宝乱扔玩具将周围弄得一塌糊涂时，家人要用认真的面部表情对他说:“乖宝宝不扔玩具哦，赶紧收拾好吗?”引导他边点头答应边说:“好的。”同时将玩具从地上捡起来放进收纳箱。

目标：回应不同的语气和情绪。

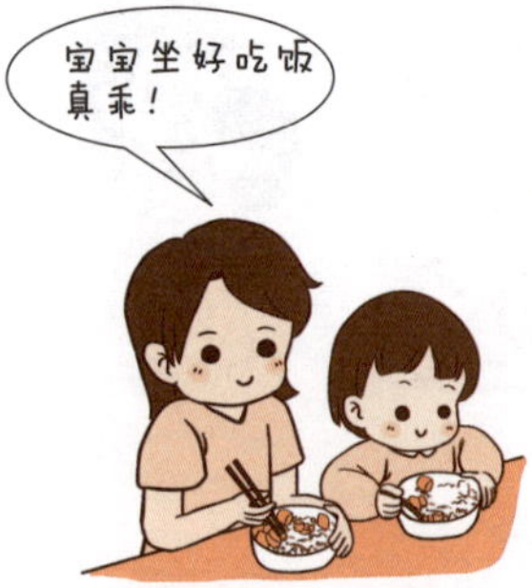

3. 用不同的语气，及时鼓励或阻止宝宝的行为，如宝宝能坐着自己吃饭，家人要对他微笑，吃完立即给予拥抱，并说:“宝宝真乖！妈妈好喜欢!”如宝宝吃饭时到处走，家人要立即阻止，表情严肃地给出指令:“过来坐好!”当他回来坐下后即鼓励他:“宝宝坐好吃饭，真乖!”

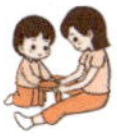

4. 用夸张的表情，演绎不同情绪的面部表情，还可用“表情包”教宝宝学习不同情绪的脸图，引导宝宝看到他人情绪变化时能表达同理心，如看到同伴快乐时给予微笑；看到同伴哭泣时给予安慰。

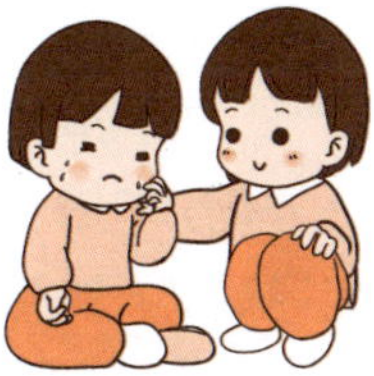

（十一）合理表达及调节情绪

目标：合理表达正面及负面情绪。

1. 与宝宝一起面对镜子扮怪脸，示范用不同语气和表情表达不同情绪，如用快乐的语气微笑着说：“我们要去公园玩啦！”用伤心的语气噘着嘴说：“下大雨不能去公园了。”让他模仿家人的声音和表情，引导宝宝自己表达相应的语调和表情。

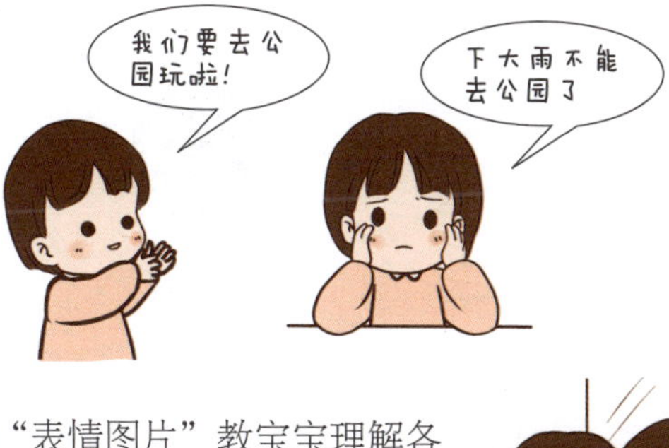

2. 用“表情图片”教宝宝理解各种情绪词汇的意思，如快乐、生气、伤心等，让他看着图卡模仿情绪表情，引导宝宝说出与情绪表情对应的词汇。

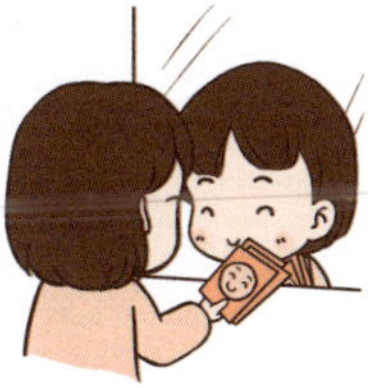

目标：合理调节正面及负面情绪。

3. 用“情绪认知卡”教宝宝模仿不同情绪的动作，如快乐高兴拍拍手、伤心哭泣擦眼泪，特别兴奋可以蹦跳叫喊等。家人要与宝宝一起做情绪表情，并及时说：“好了，可以停了！”教他学会不论快乐与伤心的情绪都要及时自己平复。

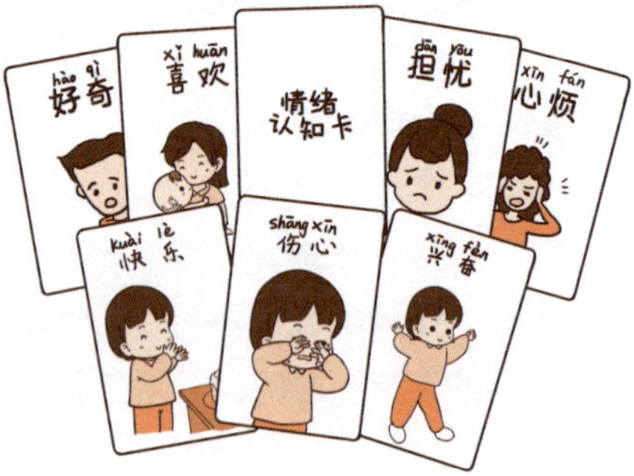

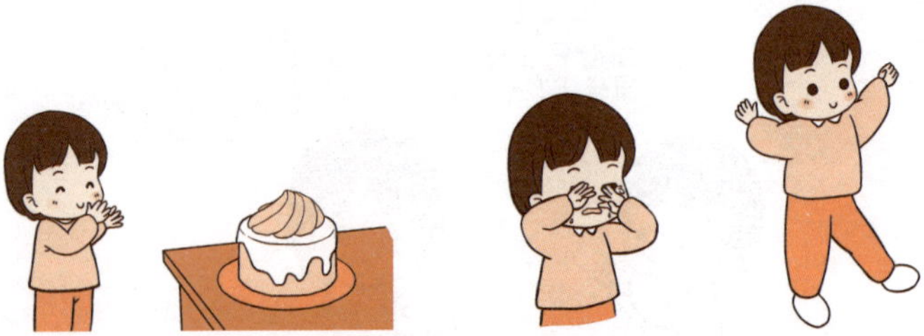

参考资料

[1]江载芳，申昆玲，沈颖.诸福棠实用儿科学（第8版）.北京：人民卫生出版社，2016.

[2]Case-Smith J. and O'Brien J.C. *Occupational therapy for children and adolescents*. Elsevier Health Sciences, 2014.

[3]邱洁文，吴翠雯.学前儿童训练指南.香港协康会出版，2013.

[4]沈晓明，桂永浩.临床儿科学（第2版）.北京：人民卫生出版社，2013.

[5]李晓捷.人体发育学.北京：人民卫生出版社，2008.

扫码看视频

粗大运动

粗大运动（一） 粗大运动（二） 粗大运动（三） 粗大运动（四）

精细运动

精细运动（一） 精细运动（二） 精细运动（三）

语言能力

语言能力（一） 语言能力（二）

认知能力

认知能力（一） 认知能力（二） 认知能力（三） 认知能力（四）

社交能力

社交能力（一） 社交能力（二）